人生を好転させる
歯科治療

Life-changing
Dental Treatment

安岡大志
YASUOKA HIROSHI

幻冬舎 MC

人生を好転させる
歯科治療

ホステスの生涯年収は「歯」で決まる。

（40代女性・北新地会員制クラブママ）

10代の頃から、自分の歯並びが嫌いでした。ガタガタしていたし、顎は小さいのに前歯がいやに大きくて、リスみたいだったんです。どうしても気になって、高校の入学祝いとして両親から歯の矯正をさせてもらったこともありました。でも、歯並びは治っても肝心の大きな前歯は変わらなかったんですよね。それがずっとコンプレックスで、写真を撮るときは必ず口元を隠していたし、笑うときも歯が見えないように意識していました。

転機が訪れたのは26歳の頃です。

大阪・北新地のナンバーワンホステスを決める「北新地クイーン」に選んでいただいたんです。そのときに「やっぱりコンプレックスを解消したい」と思って、前歯の4本に被せ物をしてもらいました。でも……自分の希望どおりにはならないし、具合も悪くなるしで、すごく悩んで。ちょうどその頃、周りにいる歯がきれいな人に「どこの歯医者さんに通ってる?」と聞いてみると、みんなが口を揃えて**「安岡先生のところ」**と答えることに驚きました。実は、安岡先生とは以前、知人の紹介で会ったことがあったのです。

先生はとにかく自信に満ち溢れていて、謙虚さが美徳とされる日本でこんな人はなかなかいないと思ったのを今でもよく覚えています。ちょうど「あの先生はどうしてはるかな」と考えていたときでもあったので、これは一度診てもらおうと思ってクリニックに足を運びました。

私の悩みを話すと、先生は自信たっぷりに「僕にまかせたら間違いないですよ」と言ってくれました。実際、先生に治療をしていただくと、ずっと腫れていた前歯の歯茎が通常に戻ったんです。それまで「歯茎が弱いから仕方ないのかな」と思っていたのですが、どうやら以前の歯医者さんで付けた差し歯がよくなかったみたいで、だから具合が悪かったのか、とびっくりしましたね。しかも、長年のコンプレックスだったリスみたいな前歯もすっかりきれいになったんです。差し歯を入れるにしても、先生が違うだけでこんなにも仕上がりが違うのか、と感動しました。

なにより、笑顔が変わりました。

やっぱり、歯が変わったことで自信がついたので堂々と笑えるようになったんです。すると発言や行動にも変化が出てきて、売上も格段に上がりました。だから店のスタッフにも「歯にはお金をかけたほうがいいよ」と必ず言っています。歯に自信がない子って、無意識のうちに口元を手で隠すように話す子が多いんですよ。でも、口元が見えないと相手に不信感を与えてしまいますから、接客第一の私たちの仕事ではご法度なんです。そういう子は人気が出ないと断言できますし、ホステスの生涯賃金は「歯」で決まると言って間違いないと思っています。

私にとって安岡先生との出会いは、まさに「人生の岐路」。

「治療を選択する道」と「治療をしない道」の二つが目の前にあって、「選択する道」のほうに進むことを決断できたから、今の私があります。人生は一度きり。もしも同じように岐路に立っている人がいたら、ぜひ「治療を選択する道」を選んでほしいですね。

「歯」を変える決断をした自分に
自信がつき、
人生が大きく変わった。

（30代男性・経営者）

歯医者はどこもみんな同じだと思っていました。虫歯を治療したり、歯を削ったりする場所でしかないと思っていたから、特にこだわりももっていなかったんです。それに、何を基準に選んでいいのか分からなかった。

でも、会社をいくつか経営しているためたくさんの人と話す機会が多く、会話の中で必ず目に入る「歯」は絶対にきれいにしておきたいという気持ちは強かったんです。歯科矯正はどこにお願いをしたら失敗しないのだろうと悩んでいたときに、知人から紹介を受けたのが安岡先生でした。

先生は、僕の口を見てすぐに「ちゃんと噛めていませんね」と、一言。びっくりしました。言われてみれば、妻から「寝てるとき、顔がしゃくれてるよ」といじられることがよくあったからです。それまで、僕は自分が本当にしゃくれているとは思っていなかったし、もちろん噛めていない自覚すらなかったのですが、先生から「下の歯が上の歯より前に出ている受け口のようになっているから、治すべき」と言われたことで、先生のもとで矯正治療を頑張ろうと決意しました。

約2年の治療期間を経て得られた変化は、想像以上のものがありました。

まずなんといっても身体が疲れにくくなりました。それまでは肩が凝ったり顎がこわばっていたりして、ずっと身体の不調が続いていたんです。まさかその痛みと歯が関係しているなんて思いもしませんでしたが、この症状がすっかりなくなりました。

治療をしたことで人前でも自信をもって話せるようになったのも大きな変化です。「歯、きれいですね」と褒められるとうれしくて、声のトーンも上がり、お客さまやスタッフとの接し方も向上した気がします。結果、仕事の生産性が上がって業績も上がりました。

また、治療期間中に子どもが生まれたのですが、最近ではなんで歯を磨かないといけないのか、虫歯はどうやってできるのかなどを、子どもたちに教えています。この知識は全部安岡先生からの受け売りです。先生は、今まで僕が通っていた歯医者さんの先生とは違い、こちらが望んでいる以上の情報をたくさんくれるんです。**治療に通っていたというよりも、歯の学校に通っていた**という感覚でしたね（笑）。

正直にいえば、矯正治療は決して楽ではありません。痛みに耐えないといけないし、慣れるまでは違和感があってしゃべりにくい。こんなに不便なのに、お金はかかる。でもそこを乗り越えたことで、つらさはすべて自信に変わりました。実はそれまで、僕は経営者としてあまりにも普通すぎることに悩んでいたんです。もっと上にいくためには、周りよりも頭二つぶんくらいは飛び抜けていないといけないという思いがずっと消えませんでした。でも、今は「あの治療に耐えられたのだから、なんでもできるはずだ」と、思っています。それで実際に事業も道が拓けましたし、生活面では健康のためにストイックな食生活を送るようにもなりました。

今では歯のケアは生活の一部で、歯磨きはブラッシング→歯間ブラシ→フッ素塗布と、3工程をこなすことが当たり前になっています。**自分に自信がつくと、もっともっと磨きをかけようという意識も高くなったんです。**

そんな、僕の人生に影響を与えてくれた**安岡先生との出会いは、言うなれば「人生の分岐点」**。僕の人生がどう変わっていくのか。それは「歯」にかかっていたのかもしれません。治療を経験したことで、見ている世界が大きく変わりましたから。

はじめに

あなたは「歯科医院」と聞いてどんな場所をイメージしますか。

虫歯の痛いところを治すために行くところ。
歯並びを矯正しに行くところ。
痛い治療が待っている、怖いところ。
歯医者さんに「来い」と言われるから行くところ。
お母さんに行きなさいと言われるから行くところ。

おそらく、こんなイメージをもっている人がほとんどでしょう。実際、私のもとを訪れる患者さまのなかにも「子どものときに受けた治療がトラウマで、いまだに悪い印象しかない」とか「虫歯にさえならなければお世話になる必要がなかったんだけど」という方がいます。

そんな言葉を聞くたびに、私は「とんでもない！　歯科医院はそんなところじゃないですよ」と声を上げてしまうのです。

私が考える歯科医院とは、ずばり「人生を変えるきっかけとなる場所」です。

「病院が人生を変えるなんて大げさ！」というツッコミが聞こえてきそうですね。確かにこの話をすると、最初のうちはキョトンとする方もいます。しかし、患者さまの多くは治療を終える頃には「歯がきれいになって人生が楽しくなった」とか「見た目に自信がついた」と、笑顔を見せてくれるのです。なかには「これで第二の人生を歩めます」と涙を流して喜んでくださった方もいます。

私は2007年に「安岡デンタルオフィス」を開業後、今日に至るまで、海外の歯科学会や勉強会などに参加し、今でも、治療技術を習得するために世界的な名医のもとを訪れ学び続けています。「そこまでする必要があるのか」と言われることもありますが、むしろ、まだまだ技術を高めたい、学びたいという意欲で溢れています。なぜなら、歯科治療を通してすべての人を幸せにすることこそが、私の使命だと思っているからです。

いったい、なぜ歯科治療をすることが人生を好転させるのか。

本書では、実際に私が携わった治療事例を基に、どのようにして患者さまがご自身の人生を変えていったかを、ストーリーで詳しく紹介しています。また、そのストーリー内で行った実際の歯の矯正や歯や口の中を美しく見せる治療など、通常では専門書でしか伝えないような内容を、経験で培った知見から分かりやすく解説しました。最後まで読んでいただくことで、きっと口腔内を健康に保つことの大切さを感じ、そして「歯科治療が人生を好転させる」という言葉の意味を理解していただけることでしょう。

この本がきっかけとなり、一人でも多くの方が、自分に自信をもってこの先の人生を歩んでいけることを願っています。

目次

第2章 人生を好転させる4つの歯科治療

STORY 2 【歯周病編】

歯周病治療で未来の健康をつくる　71

STORY3 【審美・矯正編】

審美＋矯正治療で新しい自分に出会う 117

第3章 歯科治療であなたの人生は劇的に好転する

第4章 最高の口元を手に入れ人生を好転させた人たち

第1章

デンタルＩＱの向上が あなたの人生を 幸せにする

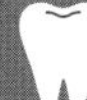

歯科治療は人生に影響する

これまで、歯科医師や衛生士に「言われるがまま」治療を受けていたという人がほとんどだと思います。本来、虫歯の詰め物はたくさんの選択肢があるにもかかわらず、医師の判断で「こうしますね」とどんどん進められてしまう。歯はできるだけ削らないほうがいいにもかかわらず、たいした説明もされずに虫歯になった部分を削られてしまう。こんな話は枚挙にいとまがありません。

本当にそれでいいのでしょうか。

のちほどしっかりとお話ししますが、**歯の健康を保つことは全身疾患を予防すること**につながります。例えば、歯周病が糖尿病や脳梗塞のリスクを高めることはさまざまな研究結果を見れば明らかです。これほど自分の健康と密接に関わっている歯のことを「分からないから、とりあえず治療しておけばいいか」で済ませていいわけがありません。もしもしっかりと歯のことについて考え、知識を得たうえで治療を選択できたとしたら、あらゆるお口のトラブルは減らせるはずです。

お口のトラブルが減らせるということは、それだけ歯の痛みや口の不具合に、限られた人生の時間を左右されずに済むということにもつながります。

少々大げさに聞こえるかもしれませんが、あなたの人生が良い方向にいくのか悪い方向にいくのかは「歯」にかかっているといっても、決して過言ではないでしょう。それほど、歯科治療は人生に大きな影響を与えるものなのです。

ところが、こうした知識を得る機会はなかなかありません。それに加えて歯科医師とのコミュニケーション不足や歯科治療に対する間違った理解が進んでしまったばかりに、いったいどれほどの人が人生を好転させる機会を逃してしまっているのか。こんなに悔しいことはありません。

でも、今からでも決して遅くはないのです。

あなた自身の**歯に対する知識（デンタルIQ）**を高め、ぜひ、人生を良い方向に導いてください。

デンタルIQを上げることが大切

以下の項目から、あなたが当てはまるものにチェックを入れてみてください。

- □歯科医院に行ったのは半年以上前だ。
- □歯ブラシは毛先がボロボロになるまで使う。
- □歯磨きをすれば虫歯は防げる。
- □一度被せ物をすれば二度と同じ歯は虫歯にならない。
- □八重歯はかわいいから機能的に問題がなければ大丈夫だと思う。
- □歯並びが悪くても虫歯ができないくらい磨いていれば大丈夫だと思う。
- □歯がなくなっても入れ歯があるから大丈夫だと思う。
- □インプラントは永久に抜けないと思う。

実は、このチェック項目を数名に試してもらったところ、チェックを付けるどころか

「そんなの意識したことがなかった」と言う人が結構いました。

私は、その言葉に愕然としました。誰もが「私はこんな理由から、こう考え、こんなふうに行動しています」と、正しい知識を、胸を張って答えられるようになるのが理想だからです。でも、現状は関心がないからか「なんとなくやっている」「あまり興味がない」と言う人が大多数を占めます。さて、あなたはどうでしたか。当てはまる項目はいくつあったでしょうか。

ずばり、一つでもチェックがついた人は「歯に関する知識が低い人」といえます。もちろん、この本を手に取ってくださったのですから、少なくとも関心はもってくれているのでしょうが、日本国民の「デンタルIQ」は、お世辞にも決して高いとはいえません。

「デンタルIQ」とは何か？

「……デンタルIQってなんだ？」

そう思われた人がほとんどでしょう。まず、IQという言葉は皆さんご存知ですよね。

Intelligence Quotient の略で、人の知能の基準を測定し、その結果を数値化したものです。平均値は１００で、ＩＱ85～１１５の間に約68％の人が収まり、70～１３０の間に約95％の人が収まるといわれています。

つまり「デンタルＩＱ」とはいうなれば**歯や口の中に関する知能指数を示すもの**なのです。では、その知能指数はどうやって測ればいいのか。私が考えるポイントは３つです。

まず１つ目は「１年間で痛みなどからの救急対応以外で定期的に歯科医院に行く回数」。これこそ「デンタルＩＱ」を測るうえで最も基準となるものです。歯科医院でどんなにメンテナンスをしたといっても、口腔内の菌がゼロになることはありません。細菌学的にいうと、細菌が集まって悪さをし始める（バイオフィルムの形成）のが１カ月～２カ月といわれているので、３カ月に一度は歯科医院に足を運び、メンテナンスを、１年に一度は定期検診を受けてほしいのです。

ちなみに「自分はクリーニングを定期的にやっているから大丈夫だ」とおっしゃる方も時々いますが、これは大きな間違いです。

まず、メンテナンスとクリーニングも違いがあります。クリーニングは「汚れを落とすこと」。メンテナンスは「**歯周組織が病状安定と診断された場合に、病状の安定を維持す**

るための歯科医療従事者による定期的な治療」と定義されています。クリーニングに行っても、しっかり通院していた歯科医院で歯周病が病状安定と診断されない限り、病状は悪化していきます。そもそもメンテナンスは歯周病を悪化しないようにコントロールすることと、健康な状態を保つことです。

「定期検診」とは前述の「メンテナンス」とは少し異なり、治療後に口腔内の疾患（虫歯や歯周病など）を再発させないよう、健康な状態を維持するためのものだと考えていたらよいでしょう。「メンテナンス」「定期検診」「クリーニング」と、これだけとってもそれぞれ違う意味合いをもっています。自分には今何が必要なのかを見極め、歯科医院と付き合っていける人はデンタルＩＱが非常に高いといえます。

「歯にトラブルが生じてから」とか「できるだけ行きたくないので痛くても市販薬でやり過ごしている」なんていう方は、残念ながら平均以下です。

２つ目は「歯磨きの回数」です。

歯磨きは多過ぎるのも少な過ぎるのもＮＧ。大切なのは毎食後に歯磨きをしっかりする習慣を身につけること。それができている人は平均的なデンタルＩＱの持ち主です。「気が向いたときしかしない」とか「歯磨きは面倒だからつい後回しにしてしまう」という方は……もはや「赤点レベル」です。ごめんなさい。ただし、のちほどしっかりと解説しますが、歯磨きは「ただ単に食後に磨けばいい」というわけではありません。口腔内の状態によって歯磨きのタイミングは異なり、また、やらないよりはいくらかましではあるものの、磨き方が悪ければどれだけ習慣化していようともあまり意味をなしません。

なんのために歯を磨くのかについて意識を巡らせることができている人のデンタルＩＱはさらに高いといえます。

最後は「口腔内の状態のケアが行き届いているかどうか」。これは「歯ブラシ以外にオーラルケアアイテムを使っているかどうか」と言い換えてもいいでしょう。もし「オーラルケアアイテムって何があるんだろう？」と思った場合は、その時点でデンタルＩＱは平均以下。ちなみに、一口に「アイテム」といっても、デンタルフロスや歯間ブラシなど多くの種類があります。

すべて知ったうえで用途によって使い分けができているという方は、なかなかのデンタルＩＱレベルです。

どんなに正しい方法で歯ブラシを使っても、歯磨きで取り除ける汚れは６割ほど。歯と歯の間や歯茎の隙間に詰まったものまできれいにするには、歯ブラシだけでは限界があります。だからこそ、フロスなどの補助が必要なのですが、「歯ブラシだけで十分だと思っていた」と答える人は意外とたくさんいます。それだけ、歯磨き以外の口の中のケアに関心がない人が多いということでしょう。

ライオン株式会社が実施した「日本・アメリカ・スウェーデン3カ国のオーラルケア意識調査」によると、「フロスやリンス（液体歯磨き）も使うのは当たり前」「どちらかといえば当たり前」だと考える人がアメリカ77・8％、スウェーデン68・3％に対し、日本では48・7％でした。日本では半数以上が「ブラッシングだけで十分」と答えているのです。

さらに、実際のデンタルフロスの使用率はアメリカ60・1％、スウェーデン51・2％と半数を超えるのに対し、日本では19・4％でした。アメリカでは歯周病学会が「**Floss or Die（デンタルフロスしますか？　それとも死にますか？）**」という言葉を世間に向けて発表したこともあります。それほど、海外ではオーラルケアを重要視しているのです。

さて、あなたはいかがでしょうか。

「3つのポイントはすべて押さえられている」と胸を張って答えられる方は、なかなかのデンタルIQの持ち主だといえるでしょう。それ以外にもたくさん知っておいてほしい知識があるので、ぜひこの先も楽しんで読み進めてください。

一方で「そこまで口の中のことを考えてこなかった」「歯磨きの頻度やメンテナンスに行く回数なんて、気にしたこともなかった」という赤点レベルの方は、ぜひこれから学んでいきましょう。

私の医院を訪れる患者さまには、じっくりと時間をかけてこれらの話をします。最初は「なんでもいいから早く治療をして！」という方でも、話しているうちに真剣な表情になり、最後には自分の歯についてもっと向き合おうとします。この「自分の口について考える」ことこそが、デンタルＩＱを高めるための第一歩なのです。

健康寿命（健康上の問題で日常生活が制限されることなく、自立した生活を送れる期間）を延ばすためにも、歯の痛みに自分の人生をコントロールされないためにも、ぜひデンタルＩＱの向上を目指しましょう。

私は、「**歯科で人生を幸せに**」という企業理念を掲げています。そして、自分に縁ある人が健康だからこそ得られる幸せを創造する歯科医院でありたいと考えています。

デンタルIQを上げて人生を変える歯科治療に出会おう

私の治療を初めて受ける方のなかには「コミュニケーションよりもまずは痛い部分をなんとかしてほしい」という方も、もちろんいます。当然、痛みをまず先に取ってコミュニケーションをとれる状態をつくります。しかしそれでも私が重視するのは患者さまとのコミュニケーションです。しっかり患者さまの話に耳を傾け、きちんと治療に関する説明を行います。そうして治療を終了した皆さんは、治療前とあとでは、別人かというほど良いほうに変化します。それは決して、単に外側の見た目がきれいになったからではありません。悩みが解消されたことにより、その方が本来もっていたはずの**内面的な美しさがにじみ出る**からなのです。これこそ自信を手に入れるということです。

「私なんてもうおばあちゃんだから」と、どんな治療に対しても消極的だった82歳の女性が、治療を終えた自分の顔を鏡で見て「これでもう1回恋ができるわね」と笑いながら伝えてくれたあの表情を、私は絶対に忘れません。

どんなに頑張ってもなかなか主役の座を射止めることができなかった舞台女優の方が「人前で堂々と口を開けられるようになって、この前オーディションに受かりました！」とうれしそうに笑う自信に満ち溢れた姿は、今でも私の糧になっています。

「もうあとは死を待つだけだと思っていたけど、今は食事や会話、普段の生活がとっても楽しいんです。旅行に行っておいしいものを食べるという楽しみもできました‼」と、幸せそうに話してくれたご夫婦もいました。

まさに、歯科治療は時として**「人生を変える」力をもっている**のです。

「口元に自信がない」というコンプレックスから脱け出したら、笑うことに戸惑いがなくなります。「作られた笑顔」ではなく、「心から」笑えるようになるのです。そんな最高の笑顔は、きっとこれからの人生を明るく、楽しく彩っていくことでしょう。私たち歯科医師は、そのサポートをし続ける存在であるべきだし、そうなりたいと思っています。

それでは、次の章からは実際にどのように患者さまの人生が好転していったのか、また、デンタルＩＱを上げるために必要な知識とはどんなものなのかを楽しみながら知ってもらえるよう、小説仕立てにしてみました。解説と合わせて読んでみてください。

※作中に登場する人物にはモデルが実在しますが、仮名です。

第2章

人生を好転させる4つの歯科治療

STORY

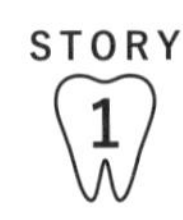

【虫歯編】

口の中の現在地を知ることが人生好転への第一歩

虫歯になるメカニズムを知っているでしょうか。実は、人間の口の中は通常は「中性」なのですが、食事を摂ることで「酸性」へと変わります。酸性になると歯の表面が溶け出し、虫歯を引き起こすのです。つまり、食事をしたあとすぐに中性に戻せば、虫歯になるリスクは減るということ。でもこの理論は万人に通じるわけではありません。中性に戻るスピードは人それぞれ。自分がどんなタイプで何に気をつければ虫歯を防げるかどうかは、口腔内を検査してみないことには分からないのです。

今から紹介するのは「歯科治療が怖くてずっと歯科医院に行かず、自分の口の中を見て見ぬふりしてきた」という近藤京子さんのお話です。彼女は自分の口の中と向き合うことで、いったいどう変わったのでしょうか。

「今日は息子と一緒に検診に来ました！」

小学生のお子さんと顔を見合わせてうれしそうに笑う近藤京子さん。

彼女と初めて出会ったのは、夏の暑い日だった。

診察時も頑なにマスクを取ろうとせず、話そうとすると声や手が震えてしまう。「私、歯の治療が怖いんです」と泣き出す彼女がなぜ今こうして満面の笑みを浮かべて来院できているのか。

話はさかのぼること2年前――。

「このあと、11時から予約が入っているのは近藤京子さん34歳です。この前初診カウンセリングを受けた方なんですけど、どうやら歯科治療にかなりの恐怖心をもっているようで……」

そう言うと、カウンセラーの岡村さんは口を一文字に結んで眉間にしわを寄せた。思わず顔をのぞき込む。

「それで?」

「初回にいらしたときにものすごく挙動不審で、どうしたのか尋ねてみたら、もう20年以上歯の治療を受けたことがないっておっしゃっていたんです。カウンセリング時に口腔内のデータ収集もしましたが、おそらくフルマウス（全顎治療）になるのではないかと。ただ、夫に内緒で来ているから、できれば保険診療内の治療で済ませたい、の一点張りなんですよね」

「なるほどね」

岡村さんから受け取ったカルテに目を落とした。

近藤京子さん34歳、専業主婦。5歳になる子どもがいて、出産以降、虫歯の状態がひどくなったのか歯が痛んで仕方ないという。歯科医は怖いが、汚い口の中を見られたくないがために、夫の前で思い切り笑えない生活に限界を感じて来院を決めたようだ。

問診票には虫歯に加えて歯周病、歯並び……とありとあらゆる項目にチェックが入っている。確かに問題はいろいろとあるようだ。岡村さんが難しい顔をしてしまったのも、無理はないだろう。

「先生、近藤さんがいらっしゃったので診察室にお通しします」

インカムを通じて受付から連絡が入る。

「はーい」

しばらくして入ってきたのは見るからにやつれて元気がない女性だった。

「失礼します……」

マスクで口を覆っているにもかかわらず、さらに片手で口元を隠すようにしている。

「近藤京子さんですね」

「はい……」

「どうぞ、座ってください」

「あ、はい……」

丸椅子に座った近藤さんの肩はかすかに震えていた。前髪の隙間から目をのぞかせ、落ちつきなくきょろきょろと目玉を動かしている。ここに来るまで、どれだけの勇気を振り絞ったのだろうか。

「歯医者が怖いですか?」

私が単刀直入に聞くと、肩をビクッと動かしたあとで、よく見ていないと分からないくらい小さくうなずいた。

「しょ、小学生のころに虫歯を治療してもらったんですけど、それがその、すごく痛くて怖くて……。私があまりにも大騒ぎするものだから、身体を毛布でぐるぐるに巻かれて椅子に固定されて、泣き過ぎて目の周りに内出血を起こすほどで……。それ以来、歯医者の前を通るだけで呼吸が荒くなって、治療のことを考えると手が震えるんです。今も、当時のことを思い出すだけで気が遠くなりそうで……」

蚊の鳴くような声で絞り出すように話す近藤さんの身体は小刻みに震え、膝元に置いている手はせわしなく服の裾を何度も握り直している。

「それは、とても怖い思いをしたんですね。大丈夫ですよ！　ここはあなたを傷つける場所ではありませんから、まずはゆっくり深呼吸をしてください」

きっと、近藤さんの脳には歯科医師＝怖い人とインプットされてしまっているのだろう。まずはその認識を変えてもらう必要があった。私は決して怖いことをしない。ここは、ビクビクしながら来るような場所ではない。前向きになれるきっかけを与えてくれる場所だ。そのことを、知ってほしかった。

近藤さんは私の言葉に驚いたように顔を上げると目を潤ませた。

「あ……すみません。おかしいですよね、いい大人が歯医者で泣きそうになるなんて……。実はこのままじゃいけないって思って、前に違う歯科医院に行ってみたんですけど、そのときはあからさまに嫌な顔をされてしまったんですよ。今と同じように『治療にトラウマがある』と打ち明けたら、少し困った顔をしたあとで苦笑いをしながら『歯医者が怖いなら、怖くなってからうちに来てくださいね』って……。だから、先生の言葉、優しくて、びっくりしました……」

一つひとつ、言葉を選ぶようにして胸の内を明かす近藤さん。きっと、ここに来るまでにさまざまな思いを抱えていたのだろう。

「勇気を出してうちを選んでくれて、ありがとうございます」

私は再びカルテに目を落として尋ねる。

「ということは、最後に歯医者に行ったのは……」

「しょ、小学3年生以来です」

「それはすごい。今まで診てきた方のなかでもトップ5に入りますよ」

少しおどけてみせると、近藤さんは恥ずかしそうにうつむいた。

「……妊娠したときにも、保健所から歯科検診に行くようにって通知が来たんですけど、怖くて行けなかったんです。パニックになっておなかの赤ちゃんにもしものことがあったら、そっちのほうがよっぽど嫌だったから……。でも、それまでなんとかごまかせてきた歯の痛みが、子どもを産んでから急激にひどくなって、もう我慢できなくなっちゃったんです」

「むしろよく我慢できましたね。やっぱり、女性が痛みに強いっていうのは本当なのかなあ」

「息子には同じ思いを味わわせたくないから、念入りに仕上げ磨きをしているんですけど、最近『僕もママの歯を磨いてあげる』って言うようになって。でも、こんな汚い口の中、見せたくないんです。見せたらきっとショックを受けるだろうし、なによりお手本になるべき私がこんな有様だなんて知られたら、もうどうしたらいいのか……」

「うん。ご主人にも、見せられない、と」

「はい。気持ち悪がられるのが怖くて、食事をするときも、話すときも、なんだか緊張しちゃって……。笑うときもできるだけ口の中が見えないようにって意識しちゃうんで、心の底から笑えなくって」

「それは、つらいでしょう」

「……ええ、つらいです。夫の顔が近づくと、つい意識的に口をギュッと結んでしまうものだから、夫もたまに不審がっていて。このままだと、夫婦関係までおかしくなってしまいそうで……」

近藤さんはそう言うと、話せたことへの安堵感からか深く長いため息をついた。そして、しゃくり上げるように泣き出してしまった。

「すみませんっ……。歯医者が怖いなんて、34歳にもなった女が何言ってるんだって思うかもしれませんけどっ……。虫歯を放置したままこの年まで生きてきたなんて、引かれるかもしれないけど……。でも、怖いものは怖くてっ……。でも、なんとかしたいと思ってるのも本当なんですっ……。うぅ」

「近藤さん、まずは出産という命がけの仕事を成し遂げた自分を褒めましょう」

胸の前でパンと手を合わせ、しんみりとした空気を断ち切るように努めて明るくふるまった。

「え……自分を褒める……?」

近藤さんは鼻をすすりながらぐしゃぐしゃになった顔を上げる。

「諸説ありますが、女性は妊娠や出産でホルモンバランスが大きく崩れます。妊娠中は免疫力が落ちるといいますよね。それに伴って、虫歯にかかりやすくなるといわれています。だから、国は妊婦検診と併せて歯科検診にも行くように声を掛けているというわけです。つまり、女性は自らの身体を犠牲にしてまで大切な生命を育んでいるのだと、私は思って

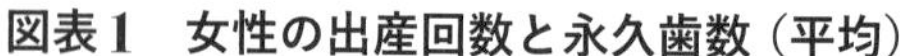

図表1　女性の出産回数と永久歯数（平均）

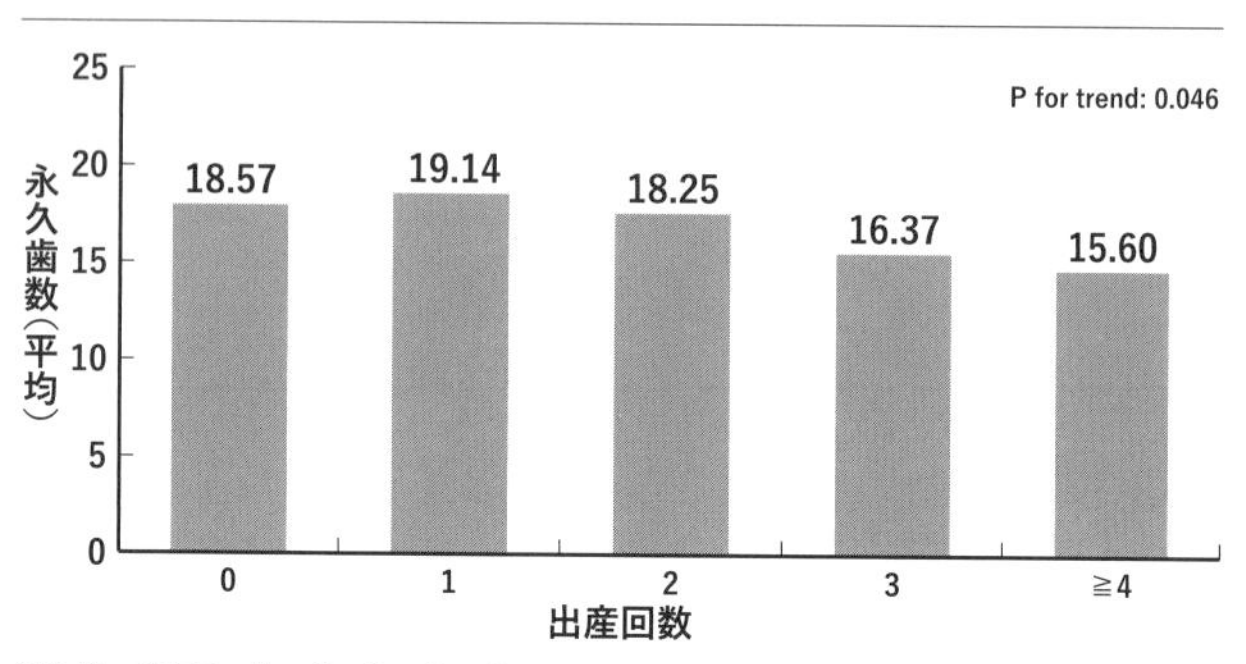

※年齢、教育歴、甘い飲み物・甘い菓子の摂取、かかりつけ歯科医の有無、喫煙、歯の衛生状態を調整。

出典：国立研究開発法人 国立がん研究センター 社会と健康研究センター予防研究グループ「出産回数と歯の健康の関連について」

います。立派なことです。本当にすばらしい。近藤さんの場合、確かに長らく歯医者に行かなかったことが大きな原因ではあるものの、妊娠、出産が影響したのは明らかです。虫歯になったことをそんなに責めないでください。治せばいいんですから」

「治せばいい……？」

「ええ」

「私、治りますか。こんな、診察室に入っただけで足がすくむような人間が、虫歯の治療、できると思いますか」

「できますよ」

　間髪入れずに真剣な口調で私が答えたものだから、近藤さんは目をパチクリさせた。

「嘘……」

「いいえ、本当です」

「……でも、すっごいボロボロですよね、私の歯」

「まあ、お世辞にも『きれいです』とは言えません。でも、まだ諦める必要はないんですよ。近藤さんが『きれいになりたい』と願うなら、私が人生を変えるお手伝いをしますよ」

その言葉に、マスク越しではあるが近藤さんの口元が緩んだのを見逃さなかった。張り詰めていた緊張の糸が、ようやく切れたのだろう。

「それでね、近藤さん。いきなり治療ってわけにもいきませんから、まずは口の中の状態を調べてみませんか？　朝ごはん、食べてきました？」

「いや、緊張で昨晩から何も喉を通らなくて……」

歯科医院に来てなぜ朝食の話が出るのか分からないといった様子で、近藤さんは不思議そうに答えた。今から何が始まるのか、と少し怯えているようにも見える。

「それはちょうどよかった。いきなり変な質問をしてすみません。じゃあ、今日のところは唾液検査をしてみませんか」

「唾液検査？」

「はい。医療機関では身体に何が起きているかを知るために血液検査をしますよね。歯科業界では口の中がどんな状態か、どんなトラブルを抱えているかを知るために唾液検査をするんですよ。なので、まずは口の中にどれくらいの虫歯菌がいるのか知ることから始めましょう。今日は器具も何も使いませんから、不安を感じる必要は一切ありません。専用の薬剤で口の中を軽くゆすいでもらうだけでいいので」

近藤さんに提案した唾液検査は、洗口用水を口に含み口腔内全体に行き渡るようにゆすぎ、吐き出した薬液を試験紙に点着して測定するというものだ。結果が出るまで約5分なので、歯科医院にまだ不安を感じている近藤さんにとってすぐに済む点は非常に向いているだろう。

「簡単な検査ですから、長居はさせません。どうでしょう。まずはご自身の今の状態を把握してみるところから始めてみませんか」

「はい……！　よろしくお願いします」

近藤さんは言われたとおりにうがいをし、結果が出るまでしばらく診察室内にある雑誌を読みながらじっとしていた。

「先生、出ました」

岡村さんが持ってきた測定結果の用紙を受け取ると、「ああやっぱりだ」と納得する。

近藤さんの虫歯菌の数は平均値30をはるかに超え、85と表示されている。この値が大きければ大きいほど歯の表面に歯垢が付着しやすく、虫歯になるリスクは高くなる。また、口腔内の細菌数が多いせいで、唾液中のアンモニア値も平均以上をマークしていた。アンモニアは口臭の原因にもなるといわれている。口腔内情報はカルテで見るよりも明らかに芳しくない状態だ。加えて虫歯菌の酸を中和する機能「緩衝能（かんしょうのう）」の働きは非常に弱い。これではすぐに虫歯になってしまうのも無理はない。

「近藤さん、これが今のあなたの口の中です」

近藤さんは見せられた紙をまじまじと見つめて眉をひそめた。

「虫歯菌85……アンモニア90……口腔内の酸性度は70……これって……?」

「はっきり言ってしまうと、普通より虫歯ができやすく歯周病にもなりやすい状態ということになります」

その言葉に、近藤さんは深くため息をつく。

この検査で分かるのは「歯の健康に関する項目（虫歯菌の数、酸性度の高さ、緩衝能の高さ）」「口腔清潔度に関する項目（アンモニアの数値）」「歯茎の健康に関する項目（唾液中のタンパク質と白血球の多さ）」だ。近藤さんの場合、すべての数値が平均以上、言い換えるならば、虫歯菌の温床状態になっているというわけだ。

「今の近藤さんのお口の中は、虫歯にとって非常に住み心地のいい状態ですね」

「私、ここまでひどい状態だったんですね……。アンモニアの値もこんなに高いなんて……。歯医者に行かないぶん、歯磨きは念入りにしていたつもりだったけど、もしかしたら、みんな言わなかっただけで私の歯のせいで誰かを不快にしたことがあったのかも……」

近藤さんは初めて自分の口腔内の状態に向き合い、ショックを受けているようだった。

普段、口の中は自分から見えるものではないので身体の怪我と違って状況に気がつきにくい。いざこうして数字で突き付けられると「まさかここまでだったとは」と驚く人は近藤さんに限らず、結構多いのだ。

「でも近藤さん、この数値は今からでも変えることはできます」

「虫歯治療をしたら……ですか？」

「虫歯治療をするだけでは、おそらくまた同じことを繰り返すでしょう。近藤さんの場合、これから少しずつ治療を重ねていって、最適な方法を見つけていくことが大切だと思います」

「それはいわゆる保険外治療なんていうのも……」

「選択肢としてはありますし、私としてはぜひおすすめしたいところです。でも……」

「でも……？」

「近藤さんの未来は、近藤さんだけのものですから。近藤さんがどんな人生を送りたいのか、お子さんやご主人と、どんな生活を送りたいのか。大切なのはそこだけなんですよ。近藤さんが描く未来図に合わせて、僕は最高の治療をしますから」

「最高の治療……」

「ええ。人生が好転する、最高の治療です」

親指を立てて少しおどけて見せると、近藤さんが吹き出した。その笑顔に、少しほっとする。この環境に慣れてきた証拠だ。

そして、うれし泣きなのか、目にうっすら涙を浮かべて今日いちばんハリのある声で宣言した。

「私、人生を取り戻したいです。楽しいことが起きたら、おなかがよじれるくらい、主人や息子と大口を開けて笑い合いたいです。そしたらきっと、もっと楽しく生きられる気がします」

その宣言に、私は大きくうなずく。

「とってもいいと思います。そのためにはまず、歯医者への恐怖心をなくしてもらわないといけませんけど」

近藤さんは一瞬「あっ」というそぶりを見せたあとで、照れくさそうに肩をすくめた。

「なんか……先生にはあんまり恐怖心を感じないみたいです」

「それはよかった」

「まだ器具を見るのは怖いですけど……。それでも、治療をお願いできますか」

そう尋ねる近藤さんの目の縁には、今にも溢れ出しそうな涙が光っている。しかし、それが悲しさや悔しさから生まれたものではないことは、言われずとも分かった。

「もちろんですよ。これから一緒に、頑張りましょう」

解説 1

自分の口の中の現在地を知る

近藤さんのように、歯医者が嫌いな大人は決して珍しくありません。というよりも、日本人の多くは歯医者が好きではないのです。

歯科医院が苦手だという人に理由を尋ねてみると、多くの場合は「キュイーンという治療の音が苦手」や「薬品のツンとしたにおいがするだけで緊張してしまう」「口の中で何をされているか見えないから不安」といった声が上がります。

こういったイメージばかりが先行し、「今は別に歯がずきずきするわけじゃないからいいか」「わざわざ痛い思いをしに行きたくないし……」と、治療からどんどん足が遠のいていってしまうのでしょう。そうして嫌われていく歯科医師たち……（泣）。

しかし本来、歯科医院は痛い思いをしに行くような場所ではありませんし、歯科医師は痛みを取り除くだけの人ではありません。私は、歯科医院は「**幸せになるための場所**」であり、歯科医師は「**人生をともに歩むパートナー**」だと考えています。

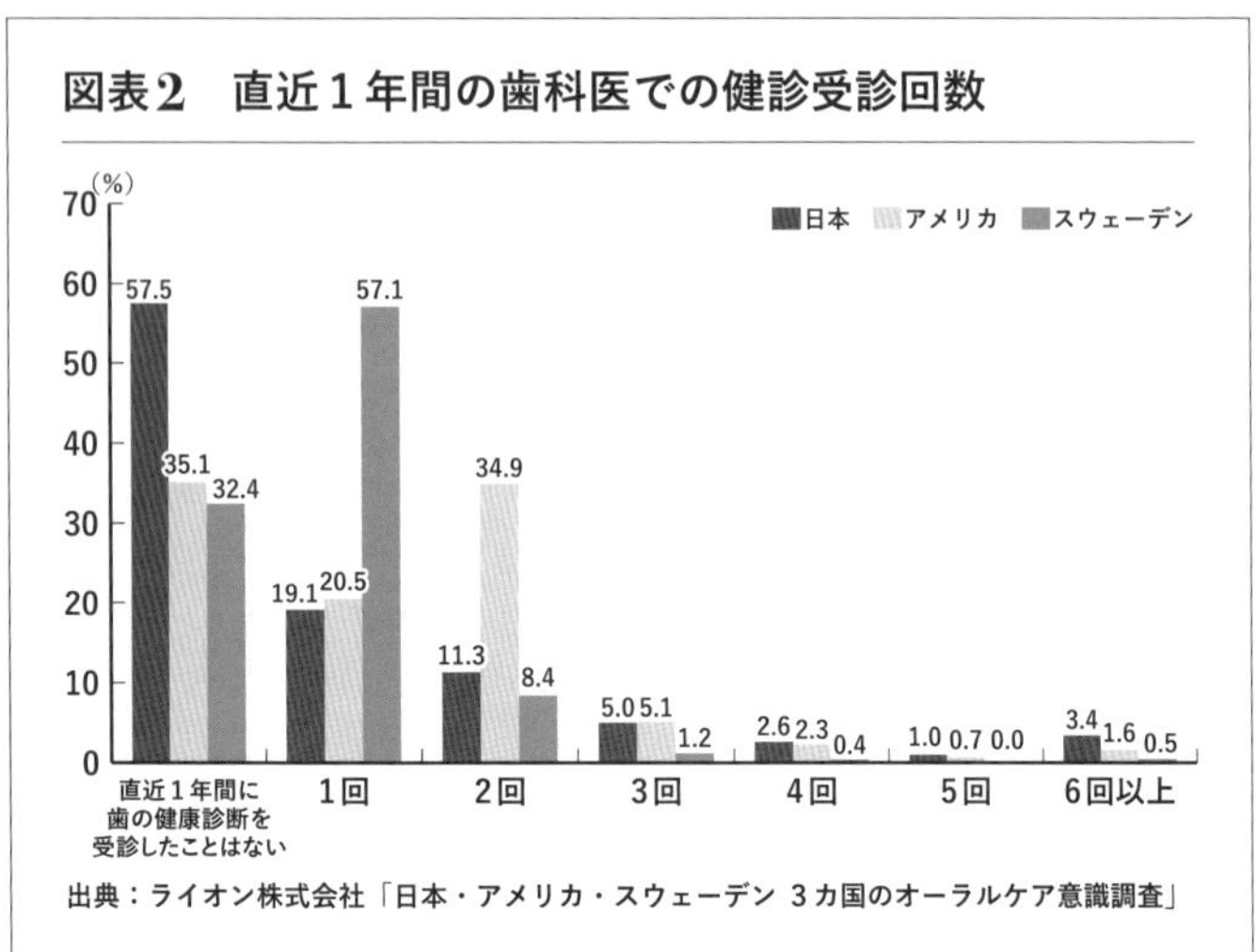

図表２　直近１年間の歯科医での健診受診回数

出典：ライオン株式会社「日本・アメリカ・スウェーデン　３カ国のオーラルケア意識調査」

だからこそ、もっと気軽に受診してほしいのです。そうすれば、正しい歯の磨き方やオーラルケア、自分の口腔内の状態などを知ることができ、それが「デンタルＩＱ」の向上につながるはずです。果たして、ご自身の口腔内の状況や、自分がどこまで治療を終えているかを把握している方はどれくらいいるのでしょうか。まずは、ご自身の現状を知ることから始めてみましょう。現在地を知らなければ、なりたい未来も描けないのですから。

〈デンタルIQアップ①〉

歯磨きのタイミングには個人差がある

ずっと歯科治療を避けてきたがために、34歳にしてすでにほとんどの歯が虫歯菌に侵食されてしまった近藤京子さん。まずは、自身の口腔内の状況を知ってもらうことで意識を高めてもらおうと、**唾液検査**を実施しました。

通常、口の中は「中性」です。しかし、食事をするとそれらを消化・分解しようとするため、口の中はものの数秒で「酸性」に変わります。酸性になると歯の表面が溶け出し、「脱灰」が始まります。食後、中性に戻し、歯の表面の「脱灰」を「再石灰化」させ、元に戻すのが、唾液の機能「**緩衝能**」です。

図表3は「ステファンカーブ」といって、口腔内が酸性から中性に戻るまでの変化を分かりやすく示したものです。通常、酸性から中性に戻るまでには約20分〜1時間かかるといわれています。つまり、口の中が酸性である時間が短ければ短いほど、虫歯になる可能性がそれだけ低くなるということです。

一方で、間食をしたりだらだら食べ続けたりしていたら口の中が常に酸性の状態になるため、虫歯になりやすいのです。

しかし、口の中を中性に戻そうとする唾液の機能「緩衝能」には人により差があります。近藤さんは唾液検査で「酸性度70」と出ていましたよね。これはつまり、近藤さんの唾液は緩衝能の働きが弱く酸性に傾いている時間が長いため、虫歯になる可能性が通常より高いということを表します。

実はこのように、唾液検査で自分の緩衝能について知ると、**歯磨きのタイミングもつかみやすくなる**のです。

例えば緩衝能が弱い人は、口腔内が中性に戻るスピードが遅いため、歯の表面が酸性で溶けて弱くなっている状況が長いということになります。この状態ですぐに歯磨きをすると、歯磨き粉の研磨剤やブラシの刺激でさらに歯を痛めつけて削ることになってしまいます。ということは、歯が中性に戻る時間まで歯磨きをしないほうが口腔内の健康が保たれます。よく「食べたあとはすぐ歯磨き！」といいますが、実は誰しもにこれが当てはまるわけではありません。すべては、**唾液検査をしてみないと分からない**というわけです。

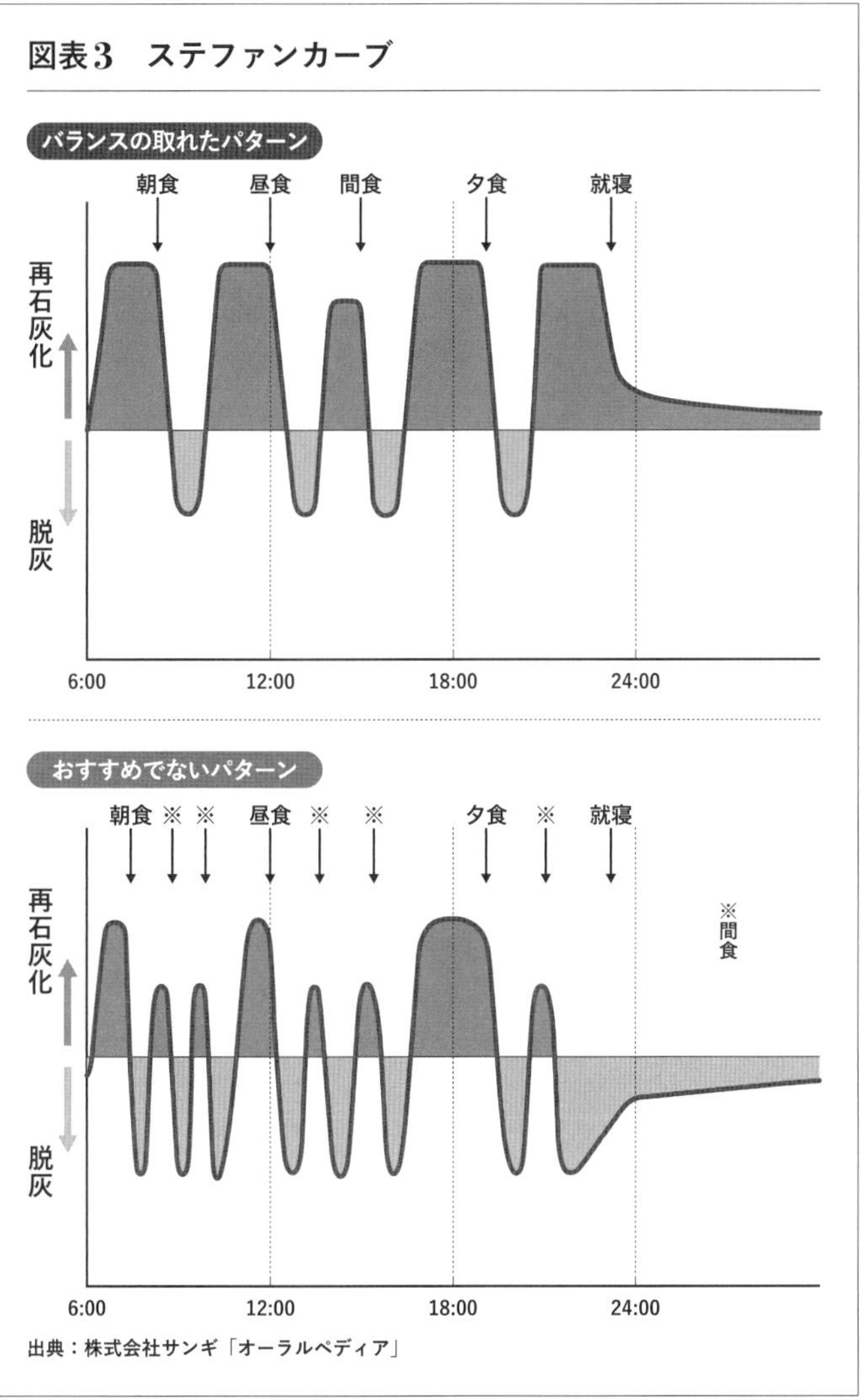
図表3　ステファンカーブ
バランスの取れたパターン
朝食
昼食
間食
夕食
就寝
再石灰化
脱灰
6:00
12:00
18:00
24:00
おすすめでないパターン
朝食
※
※
昼食
※
※
夕食
※
就寝
※間食
再石灰化
脱灰
6:00
12:00
18:00
24:00
出典：株式会社サンギ「オーラルペディア」

〈デンタルIQアップ②〉

唾液検査でここまで分かる!

ストーリー内では、歯科医院に抵抗のある近藤さんの口腔内をすばやく見るために5分で終わる検査をしましたが、さらに詳しく検査をする方法もあります。

その検査はまず、口の中の状態を知るために「ビジュアル位相差顕微鏡」という高性能な顕微鏡を使ってモニター画面上で一緒に口の中の状態を確認することから始まります。「しっかり口腔内のケアをしていてもすぐ虫歯になる」「今後のために子どもの口の中の状態を知りたい」という人には特に唾液検査はおすすめです。

最初に味のないガムを5分ほど噛み、唾液を採取します。次に、採取した唾液を試験紙に付けます。さらに、歯面に棒状の試験紙を付けて、歯の上に存在している細菌を採取します。そして、採取した細菌を培養して「ミュータンス菌」や「ラクトバチラス菌」などが口の中にどれだけ存在しているのかを調べるのです。細菌の培養に時間がかかるので結果が出るまでに4日以上を要しますが、次のように実にたくさんのことが見えてきます。

〈唾液検査によって分かる項目〉

①ミュータンス連鎖球菌数……いわゆる虫歯の原因菌がどれほど存在しているかが分かります。この数が多い場合は、通常の治療に加えて歯科医院専用の100％キシリトールガムを噛んだり、殺菌効果がある次亜塩素酸水で口をすすいだりする習慣をつけるとよいでしょう。次亜塩素水はもともと人体に備わっている殺菌成分。そして、体内で白血球が殺菌を殺す際に作用しているのが「次亜塩素酸」といわれています。つまり、口腔内の細菌を殺すには次亜塩素酸が有効ということです。ただし、市販されているものではなく歯科医院で扱っている「医療用」のものを使用するようにしましょう。

②ラクトバチラス菌数……虫歯を進行させる菌の数を指します。被せ物や詰め物の不適合が多いと菌の数も増えるといわれています。不適合な被せ物や詰め物を適合の良いものと取り換えることで、菌の数をコントロールできますが、主に食物に含まれる菌で、なかでも炭水化物や砂糖に多く存在しているといわれています。歯磨きを毎食後に欠かさないことはもちろん、甘い物をだらだら食べる習慣をなくすことが予防につながります。意識して食生活を送ることでラクトバチラス菌をほとんどなくすことが可能です。

③唾液量……唾液には、口の中を洗浄する働きや殺菌作用があります。十分に分泌されて

いればいるほど虫歯になりにくく、少ないということはそれだけ口の中が不衛生だということです。もしも検査の結果、分泌が十分でないと分かった場合は、こまめな水分補給を心掛けたり、よく噛んで唾液を分泌させたり、あるいは唾液腺マッサージをするのがおすすめです。１００％キシリトールガムを噛む習慣をつけるのも効果的です。

④唾液緩衝能……先述したとおり、食事で酸性に傾いた口の中を中和させる力です。この機能によって歯磨きをするタイミングが分かるので実はかなり重要なのです。

⑤プラーク付着数……プラークとは歯の表面に付着した白っぽい汚れのことで、細菌が集まった塊のことをいいます。付着数が多ければ多いほど、虫歯の進行が早まるのです。いわゆる、歯磨きがうまくできていないことが大きな原因なので、歯科衛生士に正しいブラッシングを指導してもらいましょう。

⑥フッ素使用状況……フッ素は歯のエナメル質を強くするもの。この検査では、フッ素入りの歯磨き粉をどのくらい使っているかを調べます。フッ素は定期的に塗布することで歯質を強くすることができます。ホームケアなら「１４５０ＰＰＭの高濃度フッ素配合」ということが書かれた歯磨き粉を使うことをおすすめします。あるいは定期メンテナンスでプロにフッ素を塗布してもらう方法もあります。

⑦飲食回数……これは、唾液で検査をするというよりも普段どのくらいの頻度で食事をしているかを直接患者さまに尋ねます。3食以外の食事回数（間食）の増加は、虫歯の危険性を高めるからです。

⑧DMFT指数……過去に虫歯にかかったものや治療経験を表したものです。この数が多いほど虫歯の活動性が高いということなので、注意する指標ができます。

これら8項目はそれぞれクラス0（0点）、1（1点）、2（2点）、3（3点）の4段階で点数をつけていき、全評価の合計数を見ていきます。当院では、8以下であれば、口腔内の状態は良好と定義づけています。

初めのうちは明かされる真実にショックを受けるかもしれませんが、しっかりケアを続けることで確実に数字に表れるのが唾液検査の良いところ。定期的に実施することで自分の口腔内の成長度合いが把握できる、まさに「**歯の成績表**」のようなものなのです。

図表4　唾液検査結果の一例

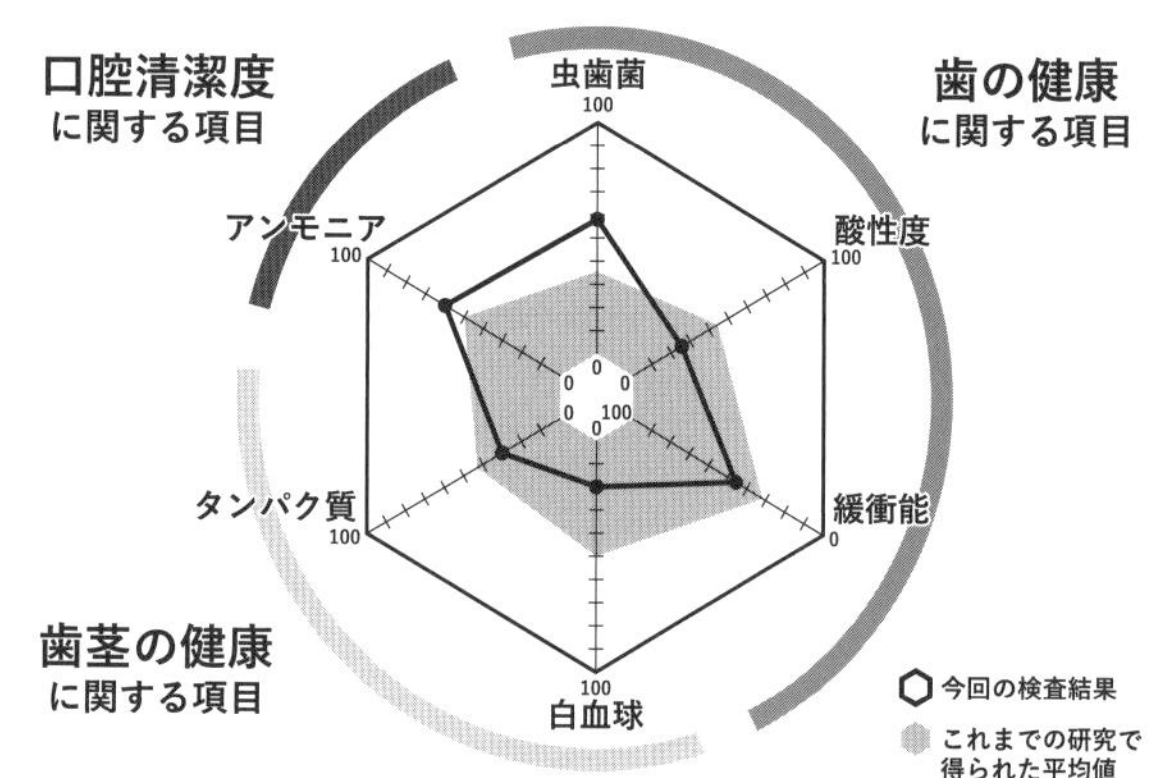

※グラフの見方：六角形が小さいほど、お口の健康状態が良いことを示しています。
測定結果は、唾液を試験紙に滴下した際の色調を百分率で示しています。
（実際の菌数や濃度などではありません）

区分	項目	結果	評価	説明
歯の健康に関する項目	虫歯菌	59	多め 平均値：37	虫歯菌数が多いと、虫歯になりやすいことが知られています。
	酸性度	24	低め 平均値：43	唾液の酸性度が高いと、虫歯になりやすいことが知られています。
	緩衝能	48	強め 平均値：36	緩衝能（酸に対する抵抗力）が弱いと、虫歯になりやすいことが知られています。
歯茎の健康に関する項目	白血球	20	少なめ 平均値：49	歯肉に炎症があると、唾液中の白血球が多くなることが知られています。
	タンパク質	27	少なめ 平均値：43	歯周病の原因菌が多く、歯肉に炎症があると、唾液中のタンパク質が多くなることが知られています。
口腔清潔度に関する項目	アンモニア	60	平均レベル 平均値：53	口腔内の細菌総数が多いと、唾液中のアンモニアが多くなり、口臭などの原因になることが知られています。

アークレイ株式会社　唾液検査の結果をもとに作成

〈デンタルIQアップ③〉

唾液の役目を知ろう

唾液検査で分かるもののなかに「唾液緩衝能」という項目がありました。意外と知られていませんが、唾液の分泌が多ければ多いほど、口腔内の菌をコントロールできているということなので、実は唾液の存在は非常に重要なのです。日常生活を送るなかではほぼ無意識に飲み込んでいる唾液を「増やそう」なんて考えたことはないに等しいと思いますが、まずは唾液にどんな役割があるのかを見ていきましょう。

・消化を助ける

唾液に含まれる酵素（アミラーゼ）が食べものを分解し、胃で消化されやすい状態にします。

・口腔内を清潔に保つ

唾液には自浄作用があるので、口の中に残っている食べもののカスを洗い流す働きがあります。分泌量が下がると細菌が繁殖しやすくなり、口臭の原因を生みます。

・ウイルスの侵入を防ぐ

唾液に含まれる抗菌物質は、外から入ってくる雑菌やウイルスを抑える役割をもっています。

・口腔内の健康を保つ

口の中が酸性に傾くと歯のエナメル質が溶け出して脱灰しますが、唾液に含まれるカルシウムやリンは、歯のエナメル質を修復する働き（再石灰化）を担っています。また、唾液が口の中の粘膜を覆うことで乾燥を防いでいるのです。

このように、唾液は一人何役も活躍している「働き者」というわけです。

分泌量を増やすには、先述したとおりこまめな水分補給が不可欠です。そのほかにも食事の際には30回以上噛んで唾液腺を刺激することで分泌を促せます。また、唾液腺のある舌の下、顎の下、耳の下を親指で円を描くようにマッサージをするのもおすすめです。

虫歯を予防するために歯科医院に通うこともちろん大切ですが、唾液量に意識を向けるだけで、自分の力で虫歯リスクを減らすことができるのです。

〈デンタルIQアップ④〉

大人虫歯をあなどるな！

実は子どもより大人のほうが虫歯になったら厄介だといわれています。子どもの歯は大人に比べるとやわらかくて神経も太いため、痛みを感じやすいという特徴があります。また、虫歯になると進行スピードも速いため、大変な状態になりやすいのです。ところが大人の歯は子どもよりも比較的進行スピードが遅い虫歯が多く、痛みをそれほど感じないままに進行してしまうこともあります。また、神経を取り被せ物をした歯はそもそも神経がないので痛みを発しにくく、非常に大きくなってから被せ物や詰め物が取れたり、歯が折れたりするなど、ほぼ治せない状況になるまで分からない場合が多いのです。

また、大人と子どもでは、虫歯ができやすい部分も異なります。子どもはほとんどの場合、歯と歯の間や噛む面の溝にできますが、大人は加齢によって歯茎が衰えているため、露出した歯根の部分に細菌が付着して虫歯になることも追加されます。しかも、この現象が普段なかなか見ない奥歯で起きると、虫歯になっても発見が遅れてしまうことがよくあります。また、歯と歯が接触している部分（コンタクトポイント）直下の歯茎との境目が虫歯になると、歯科医師でも肉眼で確認するのは非常に困難なのです。

もう一つ、大人は過去に詰め物や被せ物をしている歯が多いのも特徴です。

近藤さんの場合も治療に怯えながらやっとの思いでつけたであろう銀歯がありました。ところが、これが非常に危ない。なんと、近藤さんはその中に虫歯ができていたのです。銀歯は時間とともにすり減ったり、歯と詰め物を接着しているセメントが劣化したりします。すると銀歯と歯の間に隙間ができ、そこから細菌が入って虫歯になってしまうのです。特に、保険治療で入れた銀歯は注意が必要です。自費治療の詰め物と比べると少し緩い適合になってしまい、歯と詰め物の間の隙間（セメントスペース）が広くなるため、セメントの厚みが自費治療の詰め物より大きくなるのです。そのため、セメントの劣化に差が出やすくなります。また、被せている歯は神経を取っている場合が多いので先述のとおり抜かないといけないほど進行してから気づく場合も多くなります。

だからこそ、定期的にプロに診てもらうことが重要なのです。それだけで、あなたの人生は大きく変わるはずです。

〈デンタルIQアップ⑤〉

マウスウォッシュだけでは予防にならない

唾液検査で自身の口腔内がどれだけ悲鳴を上げているかを知った近藤さん。ストーリーでは描かれていませんが、このあとはインプラントを用いた全顎治療（咬合再構成）を決意し、1年かけて治療を行いました。

治療中は、もう虫歯にならないためにしっかりとしたオーラルケアを教える必要があります。そんなとき、近藤さんが言いました。

「先生、子育てをしているとどうしても自分に構う暇がなくて……特に朝はバタバタしているのでマウスウォッシュだけで済ますことが多いんです。これでも口はすっきりするし、問題ないでしょうか」

いえいえ、そんなのもってのほかです。

基本的に、**マウスウォッシュには補助的な働きしかない**と考えてください。スカッと爽やかになるのでなんとなく大丈夫と思いがちですが、虫歯や歯周病の原因となる細菌の塊

「プラーク」は、うがいだけではきれいにならないのです。よく「ミント系のブレスケアタブレット」を食べている人もいますが、効果といえば一時的に息が爽やかになることくらい。もちろんエチケットとしてそれらを口にする心掛けは大事ですが、直接的に虫歯に働きかけることはまずありません。やはり「虫歯を防ぐ」という点においては毎日の「歯磨き&オーラルケア」なのです。

効果的な歯磨きの仕方は患者さまの口腔内の状態によって異なるのですが、まずはなんのために歯磨きをするのかという原点に立ち返って考えてみましょう。

なぜなら、多くの人は「歯磨きをすること」自体が目的化してしまっているからです。3分間、とにかく腕を動かして磨けば〝なんとなく〟やった感じがする、歯磨き粉を付ければ爽快感が得られるので〝なんとなく〟きれいになった気になる……。そんな方は結構いらっしゃるのではないでしょうか。しかし、歯磨きの本来の目的は「**虫歯、歯周病を防いで、人生を邪魔されず幸せに生きること**」です。ですから、まずは「歯に付着した汚れを落とす」ためにブラッシングをしているんだと意識しましょう。全体的にブラッシングができたら、次はデンタルフロスや歯間ブラシなどで細かな部分の汚れを取り除きます。最後に口をゆすいだら、これでだいたいの汚れは落ちたでしょう。

さらにこのあとでフッ素を口腔内に行き渡らせると、より効果的です。そう、歯磨き粉は泡立つので「きれいになっている」感覚がありますが、実は汚れを落とすこと自体に歯磨き粉の有無はさほど関係がありません。それよりも、フッ素をいかにして歯に付着させるかのほうが大事なのです。歯磨き粉を使い着色を落とし、そのあとにフッ素ジェルを塗布するというのもよいでしょう。

〈デンタルIQアップ⑥〉
虫歯菌はコントロールできる！

では、定期的なメンテナンスをどのようにすれば虫歯や歯周病にならずに、歯の健康を守ることができるのでしょうか。そのためには、リスクを極限まで少なくし、口腔内の虫歯菌や歯周病細菌を管理する「**THP（トータルヘルスケアプログラム）**」がおすすめです。どうすれば虫歯にならないのかといえば、ずばり、口腔内に存在するプラークを除去して口腔内を常に清潔に保つことが重要なのです。

まず、THPに取り掛かる前に、細菌（2種類）の数、歯の表面の細菌数の量、唾液の量や質、フッ素の使用の有無、食事回数、虫歯本数の8つの項目の数値を唾液検査で調べて原因をとことん追究し、一人ひとりの口腔内の現状を把握することからスタートします。

そして、多くの調査結果から最も効果的な予防法を実践。定期的に数値をチェックすることでリスクの低いうちから虫歯予防と歯周病対策に力を入れるのです。言うなれば「**オーダーメイド治療**」です。

メインとなるのは薬剤による徹底的な除菌です。これにより、歯周病菌と虫歯の原因菌の数をコントロールして口腔内の健康を維持します。除菌をすることで起床時の不快な口臭や口腔内のねばつきなども抑えられるのです。進行度合いによるため治療回数は一概にはいえませんが、一般的には6〜10回程度だとされています。1回のチェアタイムが長くなることや次回来院をこちらの指定するときに来ていただく必要があるのでスケジュール管理が重要になります。また、抗生剤を使うので抗生剤にアレルギーがある人や使用が嫌な方は難しい場合もあります。

もちろんこの方法は自由診療に当たるため、保険治療との併用はできません。しかし、健康のために人間ドックを受けたり医療保険に加入したり、美容のためにヘアサロンへ行ったり高級な化粧品を買ったりするように、生涯をともにする「歯」の健康のことを考えたら、一概に「高いから無理」とは言えないはずなのです。なぜならこの選択こそがあなたの人生を大きく変えるからです。

ＴＨＰは技術の高い歯科衛生士が専用の薬剤を使い、継続して患者さまの健康を管理するプログラムです。一般的には「**根本的歯周病治療**」といわれていますが、結局のところこれが徹底できていれば、細菌由来で虫歯になることはほぼありません。言ってしまえばＴＨＰは「**根本的虫歯治療**」でもあるのです。

《COLUMN》

歯科医師と患者さんはコミュニケーション不足

デンタルIQを高めるための第一歩は、自分の歯について知り、考えること――。そのための近道は、やはりかかりつけの歯科医を見つけ、歯科医院に定期的に足を運ぶことです。それでも多くの人が「痛いことをされるから行きたくない」とか「できることならお世話になりたくない」と思ってしまうのは、歯科医院とのコミュニケーション不足が一つの要因ではないかと、私は考えています。

一口に「歯の治療」といっても、一人ひとり抱えている問題は異なります。「歯が痛いです」と受診にきた人にすぐ「ではさっそく歯を削りましょう」とはなりません。まずは口腔内全体の現状を隅々まで詳しく調べ、患者さまの状況を聞いたうえで、治療計画を入念に立ててから、ようやく「治療」に移るのです（※明らかな緊急性を伴う痛みの場合はこの限りではありません)。

そのときに重要視しているのが「**患者さまとのコミュニケーション**」です。まず、初診ではデータ収集や治療の前に時間をかけてカウンセリングをします。そこでは歯の悩みだけではなく「歯をきれいにして結婚相手を見つけたい」とか「歯並びを正して営業マンとして自信をもてるようになりたい」といった、今回の歯科治療の目標とその土台である目的を必ず聞くのです。そしてようやく「それじゃあこういう治療法で進めていきましょう」という提案に行きつきます。目的と目標を聞いておくことで、患者さまが通院で心が折れそうになったときに「歯をきれいにして自信をつけて、仕事で成果を上げたいっておっしゃっていたじゃないですか! 一緒に頑張りましょう!」とお話しすることもできます。

また、提案時は治療のやり方や結果だけではなく、成功例や副作用、成功率、費用や治療後の見通しなど、できるだけ多くの情報を患者さまに伝える「**インフォームドコンセント**」を重んじています。

「歯科医は痛いことをしてきそうだから苦手」という人には「痛くない治療」についてしっかりと説明し、治療の恐怖を除くことに力を注ぎます。

「痛くない治療？　そんなのあるのか？」

そんな言葉が聞こえてきそうですが、実は、最近「無痛治療」を導入する歯科医院が増えています。そんなことさえ、歯科医師とのコミュニケーションが足りていないばかりに知らない人が多いのです。

「こんな相談をしてもいいのだろうか」「こんなことを聞いてもいいのだろうか」……そんな不安を抱くかもしれませんが、気になったことがあればどんなに些細なことでも歯科医師や歯科医療従事者に相談してみてください。それがあなたのデンタルＩＱを高めることにつながります。そして、デンタルＩＱが高まった先にある歯科治療は、人生を変える力をもっていると、私は信じています。

STORY

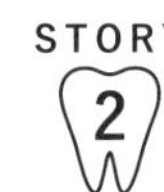

【歯周病編】歯周病治療で未来の健康をつくる

足音もなく、静かに殺人者がやってくる。気配に気づいて後ろを振り返ったときにはもう刃物が目の前にふりかざされ、手遅れだった――まるでサスペンス劇場のワンシーンです。しかし、日本人の約8割がかかっていると言われる「歯周病」は、まさにこの状態です。自覚症状がほぼないのに、ようやく気づいた頃には歯自体が歯槽骨から抜けかけてしまっている状態だったという人を、これまで何度も見てきました。歯周病は一度かかると完治するのは難しい病気ですが「根本的歯周治療」を受けることでリスクを最小限に抑えることは可能です。

次の物語に登場する村田麟太郎さんは、ひどい歯の痛みに耐えきれずに私のもとを訪れました。彼の口の中ではとんでもないことが起きていたのです。でも、諦めてはいけません。しっかりと治療を受ければ、歯も人生も、生まれ変われるのです。

その業界では知らない人はいないというほど凄腕の経営者として知られる村田麟太郎さんは、精悍な顔立ちと年齢を感じさせないたくましい身体が印象的だ。しかし、初めて出会った頃はまったく違う姿だったのだ。

午前の診療を終え、ひと息つこうと背伸びをした瞬間、院内に響きわたるほどの怒声に慌てて受付へと急いだ。いつもは心地よい音量でかかっているはずのオルゴールが見事にかき消されて聞こえない。その声は、あまりにもこの場に不釣り合いだった。

「なんべん言えば分かるんだ！」

「ですから、もう午前の部は終診しております。午後の受付が14時半からですので、そのときにお越しください」

「ふざけるな！　俺は今すぐ院長を出せと言ってるんだ！」

そこには浅黒く日焼けした恰幅の良い男性が、受付にいる女性スタッフに怒鳴りかかっている姿があった。オールバックにした髪はところどころ白髪交じりで、血管が浮き出た手の甲には深くしわが刻まれている。しかし、その男性にはまるで心当たりがない。

「何が起きてるの？」

受付でオロオロしているスタッフの高松さんに声を掛ける。

「それが、すごい勢いで入ってきたかと思えばずっとこのご様子で……。まずはこちらでお話を聞きますとも伝えてみたんですが……」

「おい！　あんたが院長先生だろ！」

今にもカウンターに身を乗り出しそうな勢いだ。会計を待つ患者さまは何事かといった様子で身体をこわばらせている。とっさに高松さんを隠すように前へと立ち、私はカウンター越しに男性と対面する。

「はい、私が院長の安岡です。どのようなご用件でしょうか」

刺激しないように、努めて冷静に。そう言い聞かせながら頭の中にある患者リストを探っていた。しかし、どうやったって顔も名前も出てこない。第一、あれだけ怒鳴り散らしていたはずなのに、今は口を開けたまま固まっている。

「すみません、どうされましたか」

声を掛けると、男性の顔はみるみる青ざめていった。喉の奥から絞り出すような低いうなり声が聞こえる。額には汗がにじみ、どう見ても普通ではない。次の瞬間、

「あ……たたたた……」

その場にしゃがみ込んでしまった。

「あ、ちょっと！」

慌てて受付を出てそばに駆け寄る。恰幅の良い身体を丸めてうずくまるその姿に、ピンときた。

「空いている診察室は⁉」

「え、えっと、1階の個室なら……」

「分かった。じゃあそこにご案内しよう。こちらの患者さま、すぐに診る必要がある。きっと危険な状態だ」

「わ、分かりました！」

「それと、受付でお待ちの患者さまのケア、頼んだよ」

そう小声で告げると「ご心配をお掛けしました」と患者さまたちに深々と頭を下げ、身体を震わせている男性の肩を抱きながら、私は診察室へ向かった。

ユニットチェアに横たわった男性は、落ちつかない様子で室内を見回している。

本来であれば問診票を記入させ、初診カウンセリングと基礎検査を終えて治療計画を立て、ようやく治療へと進むのが院のスタイルだったが、男性の様子からまずは緊急処置が優先だと判断した。とはいえ、症状を正しく把握しないまますぐに治療を始めるわけにもいかない。

「少しお話ししても、よろしいでしょうか」

私が声を掛けると、男性はプイッと顔を背けてぶっきらぼうに言った。

「わ、悪かったな！　こうと決めたら一つのことしか見えなくなるたちでよ。先生の休憩時間、俺が奪っちまったんだろ」

「いえいえ。休憩といってもほんの少しですから気になさらず。えっと、お名前は……」

「村田麟太郎だよ」

「ああ、村田さんですね。お住まいはどちらですか」

「福島県だよ」

「え！　ご出身ではなく、お住まいが福島県ですか!?」

その声のボリュームに驚いたのはほかでもない私自身だった。村田さんは面倒くさそうに答える。

「そうだよ」

「……ちょっと驚いてしまって声が大きくなりました。すみません。実は、ここに医院を構えて12年になりますが、福島から診察に来てくださった患者さまは村田さんで2人目です」

そう、実は以前にも福島の患者を治療したことがあったのだ。

「インプラント治療ができる歯科医を探しているときに、マグロ漁船の乗組員であるお知り合いからうちのことを知っていただき、遠路はるばる来てくださったあの方を診たのは……。あれは4年くらい前だったかな」

「吉村だろ」

「はい？」

「先生が診た患者は、吉村っていうんだろ」

村田さんがようやくこちらを向いた。よく見るとつぶらな瞳で、乱暴な口調ではあるがさっきまで声を荒らげていた人物とは思えないほど優しく、そしてどこか悲しげな雰囲気を感じる。

「そうです、吉村さん。ご存知なんですか」

「ご存知も何も……あいつの歯を見て、俺もここに来ようと思ったからな」

「そうだったんですか！　吉村さんのご紹介で。それは失礼いたしました」

だからわざわざ私を呼んだのか、と納得しながら軽く頭を下げた。

「そんなこたぁどうでもいいからよ、先生、とっとと口の中を見てくんねえか。痛くてたまんねえんだよ」

眉間にしわを寄せて睨む村田さんの顔には、またも汗がうっすらとにじんでいる。慮るようなことを言ったり、つぶらな瞳でこちらを見たりしたかと思えば、たちまちいら立ち始める。その原因が歯の痛みであることは明らかだ。しかし、至って冷静に、まるで聞こえていないかのように質問を続ける。

「村田さん、今、どこが痛いですか」

「分かんねーよ、全体的に痛いんだからよ！」

村田さんは次第にイライラし始め、ユニットチェアから身体を起こすと受付のときと同じ剣幕で怒鳴り出し、胸元に掛けられたタオルを床に投げつけた。

「なんなんだよ、さっきから質問ばっかりして。俺は歯が痛いんだから、歯を治してほしいに決まってんだろ!?」

「問診票を書いていただいていないので、今お尋ねしてるんですよ。時々、ひどい頭痛に襲われませんか。それに、慢性的な肩こりに悩んでいらっしゃいますよね」

目を見開く村田さんを見て図星だなと思った。

「村田さん、このまま放っておくと、死んじゃいますよ」

「死ぬぅ!?」

「はい。それはちょっと脅し過ぎかもしれませんが、村田さんの口の中は確実に危険な状況です」

「だ……だからこうやって慌てて来たんだって言ってるだろ！　まだ口の中すら見てないのになにが分かるんだよ」

「もちろんこのあとじっくり診察しますが、少し見えるお口の中からも分かります。村田さんは十中八九、歯周病です。それも、なかなか重度の」

「し、歯周病……？」

小さくうなずくと、私は壁に掲げたモニターに2つのレントゲン写真を表示させた。

「なんだこれ……」

その2つのレントゲン写真には、大きな違いがあった。

「歯が浮いている……？」

「そうです」

ペンでレントゲンを指しながら説明をする。

「右側の歯は正常な様子です。このとき、歯の根の周り——つまり歯槽骨がしっかりと高さを保っているのが分かります。それに比べて左の歯は重度の歯周病です。明らかに骨が吸収されているのが分かりますよね。しかも、歯と骨の間に黒い隙間があって、一つひとつの歯があちこち向いている。これと同じことが今、村田さんの口の中で起きているはずです」

静かな室内に、村田さんがヒュッと息を吸い込む音が響いた。

「お、俺の歯は虫歯治療だけじゃどうにもならないってことか……」

「そうですね。でも、そもそも、私はたとえ奥歯が虫歯になって痛いから治してほしいと言われても、その歯1本だけを診ることはありません」

「はあ?」

「だって、虫歯になった根本的な原因が解決できなければまた虫歯になってしまって、何度も同じことを繰り返すでしょう。そして、治療のたびに歯が削られて最終的には抜かなければいけない……なんてことになりかねないからです。だからこうして、いろんなことを聞いているわけです」

私の言葉に、村田さんはバツが悪そうに顔をしかめた。

「先ほど、すごい剣幕で怒鳴っていらしたときにちょっと口の中が見えたので分かったんです。それに、歯周病が進行している患者さまはしっかり物が噛めないという悩みを抱えている以外にも、断続的な痛みから情緒が安定しない方が多いんですよ。時には人が変わったようにきつい性格になるなんていうケースもありますし、うつ病を併発される方もいらっしゃいます。お心当たり、ありませんか」

「そういえば……」

思い当たる節があるのか、村田さんはぽつりぽつりと話し始めた。

「俺は、これでも船具専門の貿易会社の経営者なんだ。そこそこうまくいってたし、子どもも巣立ってこれからは嫁さんと二人で第二の人生を歩もうと思ってたんだ。でも……」

瞬間、村田さんの瞳から色がなくなった。

「2011年の……東日本大震災……。あれで、ぜーんぶなくなった。みんな流されて、俺の生きる意味はなくなったんだ。あれから10年も経ってるのに、俺だけずっと時間が止まってるみてぇなんだよ」

「……そうだったんですね」

「あとはお察しのとおり自堕落な生活を送ってきたってわけだ。死んでもいいと思ったから な……。そしたらあっという間にこのザマだ。娘からも『いい加減立ち直ったらどうなの』ってあきれられてるよ」

「歯が痛み出したのはいつ頃だったんですか」

「……ここ2、3年だな。でも忙しさにかまけて10年近く歯医者なんて行ってなかったからな。もしかしたらもっと前から悪かったのかもしれないし」

ふっ、と小さく笑う村田さんを見て、あぁ、少し心を開いてきたなと安堵する。確かに村田さんの言うとおり、おそらく2、3年といわずもっと前から徐々に口腔内の状況は悪くなっていったはずだ。そこにとどめを刺したのが、本人が言うところの自堕落な生活だったのだろう。

「寝る間際まで酒飲んで、身なりにも気を使わなくなってな。震災のダメージもあったんだけど、取引先も次々にいなくなっちまって……。残ったのは借金だけ。笑っちまうよ。もう死んでしまおう、生きていても仕方ないって考えてたときに、同業者の吉村が『村ちゃん、借金してでもいいからまず歯を治したほうがいい』って言ってな」

吉村さんは、4年前にインプラント治療を受けていた。現在もメンテナンスのために数カ月に一度は遠路はるばる訪れてくれている。

思い起こせば、吉村さんも初診で訪れたときは確かにものすごく暗い様子だった。わけは話さなかったが、ひょっとしたら村田さんと同じような事情を抱えていたのかもしれない、とふと思った。「先生のことみんなに宣伝しとくから」と会うたびに言っていたが、その宣伝相手の一人が村田さんだったのか――。会うたびに元気になっていく吉村さんの顔を思い浮かべる。

「そういえば吉村さん、おっしゃってました。『第二の人生を始めるために、今までやったことないことに挑戦してみようと思った』って。理由は話したくなさそうだったので無理には聞かなかったんですけど、いろんな事情がおありだったんでしょうね」

「まあ、吉村は俺ほどじゃあないけど、家も会社も流されてるからな……。あいつ、俺にも言ったんだよ。『見た目がきれいになったら、自然と自信が溢れてくる。なんでもできる気がしてくる』って。最初は『そんなわけねえだろうが』って思ってたけど、あいつ、今は新しい事業まで興（おこ）してかなり楽しそうに生きててさ。ますます俺だけが取り残された感じがしてな……」

静かな診察室に、絞り出すような声が響く。

「それで、うちを訪ねてきてくれたってわけですね」

「いや、初めのうちは、それでも信じなかったんだ。どうせ死ぬんだし、歯に金かけてどうするんだって。でもここ2週間くらい、ものすごい痛みが襲ってくるときがあって……。しかも、先生が言ったように歯だけじゃなくて頭、肩、全身のしびれ……。身体がどこかおかしいのか……。死ぬかもしれないって思ったんだよ。そしたらいきなり死ぬのが怖くなったんだ。おかしいだろ、嫁さんのところにいきたいってあんだけ思ったのに、いざそうなるかもって思ったら『まだ生きたい』って、心が叫んだ気がして……。それで、いてもたってもいられなくなったってわけだ」

なるほど、午後の診療時間を待たずにすごい剣幕でやってきたのは「死」への恐怖がそうさせたのか。先ほど「死ぬ」という言葉で大きく反応したのにも、そういう理由が隠されていたのだろう。

「本当はこういうときって予約するもんなんだろ？　なのに先生に診てもらえるってことはラッキーなんだろうな。俺、そうと決めたらすぐ行動に移さないとダメなたちなんだよ。よく、嫁さんにも怒られてたっけなあ」

村田さんは情けなさそうに口をゆがめた。

「そうだったんですね。こうして今日、私と村田さんが会えたのは、まだ生きないといけないって神様が村田さんにチャンスをくれたのかもしれませんね。……よし、だいたいのことは分かりました。本当はデータ収集や治療計画など段階を踏みたいところですが、今日のところはひとまず痛みの処置をしましょう。背中、預けてもらっていいですか」

そう言ってユニットチェアの背もたれをゆっくりと下ろす。

歯の状態は、想像したとおり、いやそれ以上だった。歯肉は赤く腫れ、歯肉溝は8㎜以上の深さに達している。受診がほんの数日遅れたら抜けてしまっていたかもしれない、と思った。特に下顎の歯はほとんど壊滅的だ。

「ちょっと冷たいですよ」

そう声を掛けると振動と水で歯石を取り除く超音波スケーラーを取り出し、丁寧に歯の周りをなぞっていく。しかし、ここまで深くなってしまった歯肉溝内の歯石はスケーラーでは届かない。歯茎を切開する外科手術を施す必要があるのだ。歯の周囲の骨も溶けてしまっているので、骨形成の処置も必要になる。下顎は、すべて抜歯をしてインプラントを入れてしまったほうがいいはずだ。ひとまずできる範囲で歯石を取り除き、あとは抗生剤で菌の活動を抑えつつ歯周病を治療していこう。瞬時に頭の中で村田さんの治療計画を立てる。しかし、大切なのは本人がどんな治療を望んでいるかだ。

「一度口の中をゆすぎましょう」

身体を起こした村田さんは、心なしか顔がすっきりしている。

「全然なんも変わってねえけど、診てもらうっていう安心感はすげえな」

そう言ってほころばせた表情こそ、きっと本来の「村田麟太郎」なのだろう。

「今、村田さんの口の中を見せてもらったんですけどね、正直にいうと『よくこれで物が噛めていたな』という状況でした」

「ああ……。最近は酒ばっかりだったからな、何かを噛むってこと自体、してなかったかもしれないな」

「特に下の歯はほぼグラグラでいつ抜けてもおかしくない状態です。まさに、先ほど見ていただいたレントゲン写真と同じなんです」

「そうかぁ……。痛み出してからはわりと念入りに歯磨きもするようになったんだけどなあ。まさかそこまで骨がなくなってるなんて思わなかった。というよりも、歯茎の中に骨があるなんて知らないし、骨が減るものだってこと自体、知らなかった」

「歯周病にかかった方々は、ほぼ皆さん、そうおっしゃるんですよ」

口の中の状態は、誰も意外と気にしていないものだ。だから、少しの変化にはなかなか気づかず、痛み出してからいよいよ歯医者へ、というパターンに陥る。特に歯周病はじわじわと進行し、症状が見えにくい。自覚症状となって現れたころにはかなり悪化しているケースが多い、いわゆる「沈黙の殺人者（サイレントキラー）」だ。

「そういえば、娘から『最近、一気に老け出した』って注意を受けたんだよな。震災後のストレスでやつれたもんだと思ってたんだけど……。もしかしてそれも歯が関係してるもんなのかな」

　村田さんは顎のあたりをさすりながら首をかしげる。

「１００%とは言い切れませんが、大いに関係はしているでしょうね。そうですね……。通常、１年間でどのくらい咀嚼をすると思いますか」

「どれくらい……？　そんなの、見当もつかねえな」

「だいたい、70～１００万回といわれているんです。だから、歯周病になって歯を欠損したまま放置して生活を続けていると、噛み合わせの正しい位置……我々の間では『咬合高径』というんですが、歯がどんどん倒れ込んで斜めになり、咬合高径がどんどん低くなってしまうんですよ」

「低くなるとどうなるんだ？」

「例えば噛み合わせが低くなると下顎は後方へ、上の歯が前に出ているように見えるようになるのと、上の前歯も出っ歯のように前に傾き出します。村田さんの口を正面から見ると、ほとんど下の歯が隠れて見えません」

歯を失った患者の多くはこのような症状に陥る。そのため、口腔周囲筋を保つことが困難になり、咀嚼することや食べものを飲み込むこと、会話の能力も退化していくのだ。さらに、筋肉が弱まることで表情筋も下がり始め、結果「老人様顔貌（ろうじんようがんぼう）」を作ってしまうのである。

「歯が悪くなると顔の筋肉も弱くなって、老人化しちまうってことか……」

「簡単にいえば、そうです。例えば、高齢者の顔を想像してくださいといわれると、村田さんはどんなイメージを浮かべますか」

「イメージ……。まあ、よくあるのは、口の周りに縦じわがいっぱいある顔とか……。あとはあれだな、うちのじいさんがそうだったんだけど、年を取ると口と鼻の間隔が近くなるイメージだな。よく年寄りの真似するやつも下顎をしゃくらせるだろ？　あんな感じだな。じいさんの友だちも、だいたいみんなそんな顔だった気がする」

「それらすべて、歯が失われることによって現れる症状なんですよ」

「え？」

「特に村田さんのおじいさまに見られていた下の顎が突き出るというのは、すべての歯を失ったことで下の顎が前方に移動してくるため見られる症状なんです。口と鼻の間隔が狭くなるのは、歯がないぶん、顔が縦に縮まってくるからです。ちなみに、口の周りに縦じわが増えるのは、主に奥歯を失うことで筋肉が弱まるのと、奥歯の高さがなくなることで鼻の下から顎先までの長さが短くなってしまい、しわができてしまうからなんですね」

信じられないといわんばかりに、村田さんはただただ口をあんぐりと開けたまま固まっていた。

「おそらく昔は歯に関して意識を向けていない方が今以上に多かったから、顔の筋肉が弱くなっても、物が噛めなくなっても、皆さん『老化現象の一つだ』と受け入れていたのでしょう。恐ろしいことです。でも、最近はわずかではありますが、歯への美意識が高い方が増えてきている。たまに80歳なのにものすごく若々しく見える方がいらっしゃるでしょう？　それは、歯が健康で口元にハリがあるからじゃないかと私は思っているんですよ」

「……そう考えると、娘が『老け出した』って言ったのも、俺の歯と関係ありそうだな。そうかぁ、俺、自分が思っている以上に大変な状態だったんだな……」

肩を落とし、人差し指で残っている歯に触れながらさみしそうに村田さんがつぶやいた。

無理もない。多くの人は、指摘されて初めて自分の現状と向き合うことになる。

「村田さん、先ほど念入りに歯磨きをされているとおっしゃっていましたが、そのときに口腔内をよく観察したことはありますか」

「観察……いや、ねぇなぁ。歯磨きは義務っていうか、もはや生活の一部だから流れ作業的にやってたからなぁ」

「ちょっと、見てみましょうか」

そう言って、肉眼の最大21・3倍で見ることができる歯科専用の顕微鏡を取り出す。アームを調整し、村田さんの口の真上に持っていった。

「……っ!!」

モニターに映し出された映像を前に、村田さんは声にならない悲鳴を上げた。そこに映し出されたのは、ガタガタに並んだ歯、ぶよぶよになった歯肉、変色した歯……。まるで恐ろしいものでも見ているかのように目を見開いている。

「村田さんの場合、特に下顎の歯が非常に危険ですね。それからほら、タバコのヤニでずいぶんと歯の色が黄ばんでいるのが分かりますか」

ヤニは粘着性が高く、虫歯菌を吸着する働きももっているため、どうしても喫煙者は虫歯や歯周病になりやすいのだ。

ひととおり口の中をカメラで映し出し、スコープを外すと、待ってましたといわんばかりに村田さんが叫ぶ。

「これ、本当に俺の口なのか⁉」

「ええ、正真正銘、村田さんの口腔内です」

「汚ねぇんだな、俺の口の中……。一瞬、先生が意地悪して別の人の映像を映したのかと思ったくらいだ」

「これでも歯石を最大限取り除いてきれいにしたんですよ」

「俺の歯、あれだろ、吉村と同じインプラント？ってやつにしないとダメなんだよな」

「そうですね。僕はまず、村田さんには『ＴＨＰ』を受けていただき、そのあとでインプラント治療について考えていけたらと思っています」

「ＴＨＰ？　普通の治療とどう違うんだ？」

「はい。保険診療内の歯周病治療は、歯周病を悪化させる原因の歯石を取り除くことを主体にしているんです。確かにこれでも炎症は落ちつくんですが、結局、歯石が溜まったらまた歯周病が再発してきりがないんですよ」

歯周病は「歯周病細菌」を減らさないことには再発リスクを防げない。そこで、うちの医院では歯周病細菌に直接アプローチをして除菌をし、治癒を目指している。

「まずは、歯周病の原因を断ち切ってほしいんです。歯周病細菌が血液中に入り込むと、さまざまな病気を引き起こすリスクも高まります」

「もしTHPを受けるとなると、どうなるんだよ」

「まずは歯科衛生士のもとで細菌検査をしていただきます。口腔内にどれほど細菌が住みついているかを確認したら、治療に入っていきましょう」

「先生が診てくれるわけじゃないのか」

「安心してください。うちの歯科衛生士はTHPのスペシャリストたちですから」

その言葉に安堵したのか、村田さんは「そうすればこの痛みは止まるのか……」と、一筋の光をつかんだような顔をしている。

「ええ。そのあとは、私の出番です」

インプラント治療を行うには十分な骨があることが条件だ。しかし、村田さんの場合は長らく放置してしまったがために骨の量が足りない。その場合には骨を再生し、インプラント治療へと進むのだ。

「……俺、もっと簡単なことかと思ってたんだけど、治療って大変なんだな。痛いところ治療して終わり！だとばかり思ってた」

村田さんが真剣な顔つきでつぶやいた。

「もちろん、応急処置的にそれだけやることもできます。でも、私は村田さんの『まだ生きていたい』という気持ちを尊重したい。通常の治療と比べたら時間も費用もかかりますが、きっとそれ以上にすばらしいものを村田さんの人生にもたらしてくれると信じています」

村田さんは声を出して笑った。

「すごいな、先生、一点の曇りもないっていうのは、こういうことをいうんだろうな」

「ええ。私はこの治療で村田さんを絶対に治すと決めているからです」

私も笑ってみせる。

「よし、決めた。俺の歯は先生にまかせる。金はなんとかするからよ、先生。俺に人生をやり直すきっかけを与えてくれ」

ユニットチェアに座ったまま、深々と頭を下げる。今の村田さんしか知らないはずなのに、その姿からは全盛期、あちこちを飛び回って仕事をこなしていたであろう彼の姿が重なって見えた。

「村田さん、私が治すのはあくまで歯です。その後、人生がやり直せるかどうかは、自分次第ですよ」

「……え？」

「村田さんは、歯が治ったらどのように人生をやり直そうと考えているんですか」

「そりゃあ……まずは会社を立て直したい。離れていった取引先、友人、娘にも謝りてぇ。それから前みたいにうまいもんいっぱい食って、精を付けないとな」

「いいですね。では、私はそのお手伝いをさせていただきます。村田さんは必ず成功しますよ。瞳に魂が宿ってますから」

その言葉に村田さんは一瞬ギョッとした表情になった。

「魂が宿ってるなんて……占い師みてぇなこと言うんだな」

「いやいや僕は占い師じゃありませんよ。ただの歯科医……いや、ナルシスト歯科医です」

「天災がきっかけで天才歯科医に会えたわけだな、俺は」

「うまい！」

「親父ギャグなんだから、そこは笑って流してくれや」

しんと静まり返っていたはずの室内は、いつの間にか温かい空間になっていた。


村田さんはその後、抗生剤を処方され、次の診察予約を入れるとペコペコとスタッフたちに頭を下げた。

「さっきは大きな声出してすみませんでした」

そう声を掛けられた高松さんは「いえ、どうぞお大事になさってくださいね」と返しつつも、数十分前に自分が対応した人物とは思えない変貌ぶりに、目を白黒させていた。

「村田さん、必ず幸せをつかみましょうね」

差し出した私の右手を、村田さんは大きな手で握り締めた。

「よろしく頼んだよ、先生」

そう言って歩き出した村田さんの背中を、午後の明るい光が照らしていた。

解説2

日本人の約8割が歯周病⁉

「まさかそこまで骨がなくなっているなんて……」と、歯周病にかかった自覚がなかった村田さん。もしかして今これを読んでいるあなたも「自分は違うだろう」なんて思っていませんか？

実は、日本人の30代のうち、約8割は歯周病にかかっているといわれているのです。「平成28年歯科疾患実態調査（厚生労働省）」によれば、30代以上の3人に2人は歯周病の所見が認められるという結果も出ています。

にもかかわらず、日本人20～40代の男女600名に「あなたは自分が歯周病だと思いますか？」と尋ねたところ「まったく思わない」（19・4％）、「思わない」（37・3％）、「どちらかというと思わない」（33・5％）と、実に約9割が自己診断で「自分は違う」と思っています（図表5）。

無理もありません。本当に、それほど症状に気がつきにくいのが歯周病の恐ろしいとこ

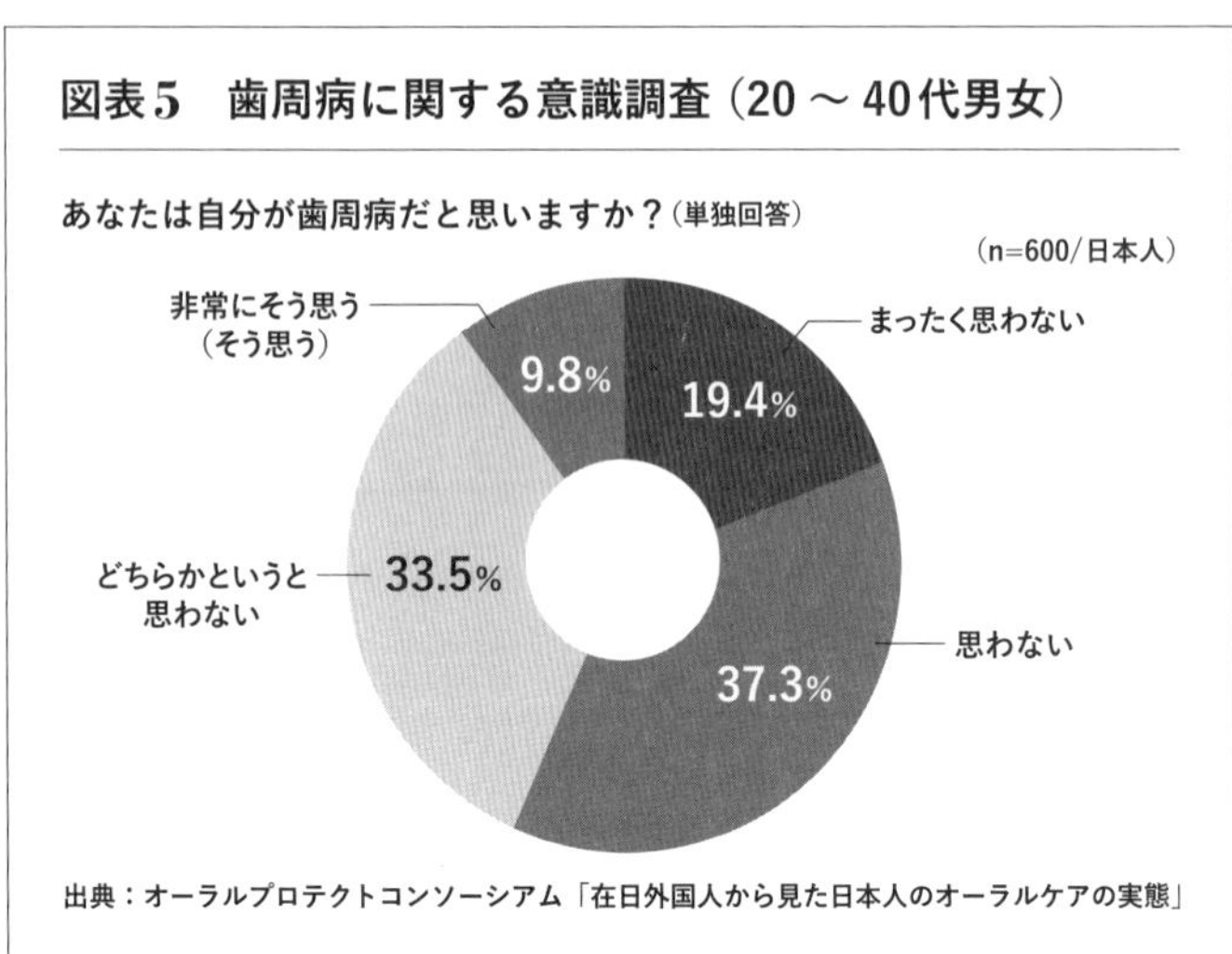

出典：オーラルプロテクトコンソーシアム「在日外国人から見た日本人のオーラルケアの実態」

ろなのです。でも、歯周病治療を終了し、定期的に歯科医院で「**メンテナンス**」を受け、次に話す予兆に気を配っていれば進行を食い止めることは可能です。

〈デンタルIQアップ⑦〉

歯周病の予兆に気づこう

それほど怖い「**歯周病**」とは、どんな病気なのか。

歯と歯肉の境目「**歯肉溝**」に食べ残しや汚れ、歯石が残ったままになると、そこに多くの細菌が蓄積し、歯肉の周りが炎症を帯びて赤くなったり、腫れたりします。こ

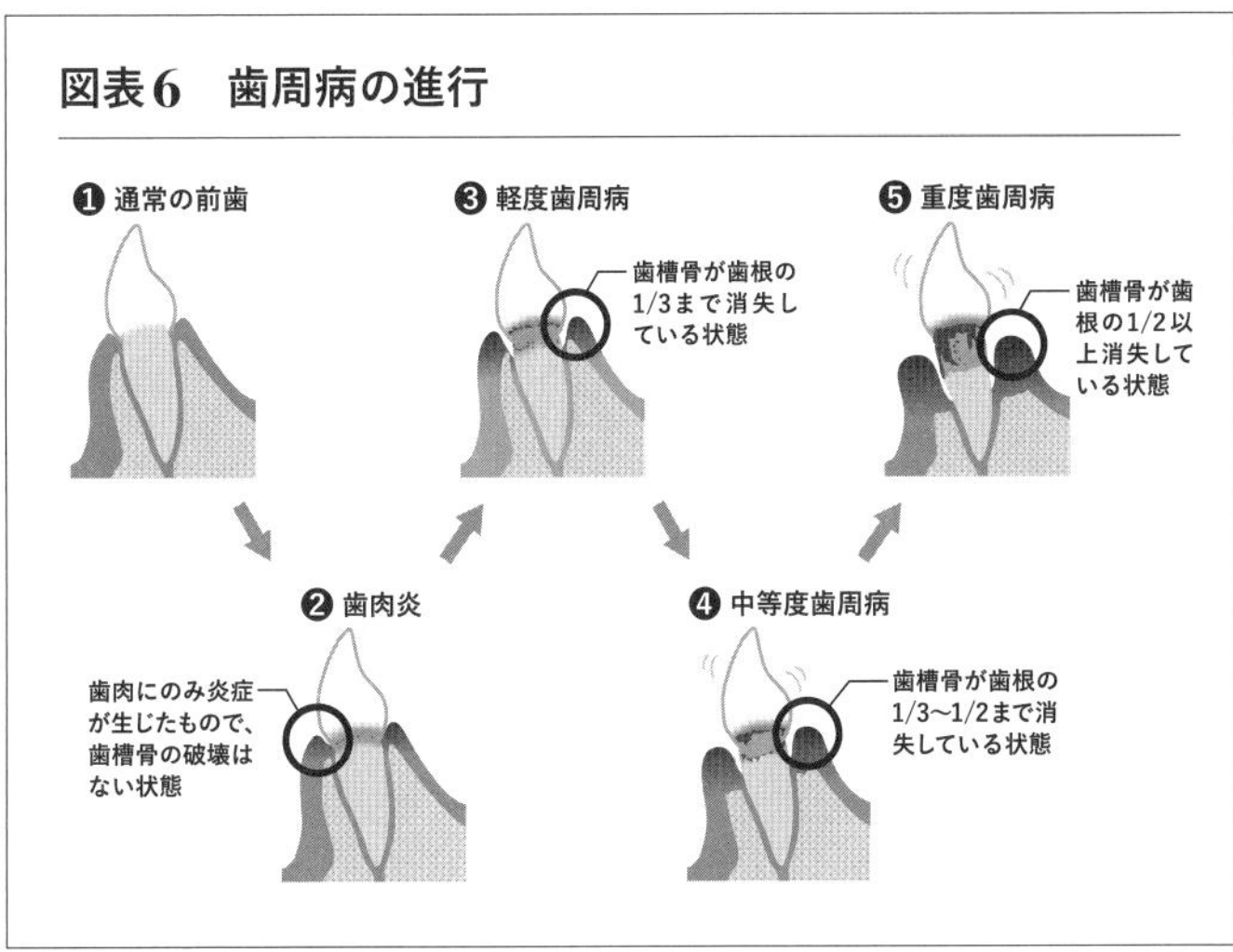

こで初めて歯肉が腫れて歯肉溝の深さが見て分かるほど深くなり、名称が「**歯周ポケット**」になります。この段階ではまだ骨が溶けていないので「歯肉炎」と呼ばれるため、ここでしっかりと歯の周りについているプラークや歯石、バイオフィルムを取り除くことができれば、100％元の状態に戻すことができます。

歯肉炎が進行すると、歯を支えている歯槽骨に炎症が起き、骨が吸収され始めます。ここからが「歯周炎」で、そこからさらに軽度歯周炎、中等度歯周炎、重度歯周炎と分類されていくのです。何度も気づくチャンスはあるにもかかわらず、多くの場合は変化に気づけない。だから「**サイレントキ**

ラー」や「**サイレントディジーズ（静かなる病気）**」といわれているというわけです。
　そのまま放置してしまうと、今度は歯を支える土台の「**歯槽骨**」が溶けてしまい、真性の歯周ポケットを作ります。ここまでくるとたとえ歯肉の炎症が引いたとしても、骨は少ししか戻りません。すると、歯がグラグラと動いてしまうため、最後は自然に抜けるか、抜歯するしかなくなってしまうのです。

　こちらは私が制作した「歯周病チェックリスト」です。あなたの歯は大丈夫かどうか、ぜひ一度確認してみてください。

1. 起床時に口の中がネバネバする
2. 歯ブラシを使うと歯茎から出血する
3. 自分の口臭が気になる。または周囲の人から指摘される
4. 歯茎が赤っぽく腫れている
5. 歯と歯の間に食べカスが挟まりやすい
6. 硬いものが噛みにくいと感じる

7. 歯がグラグラする
8. 歯茎がむず痒くなるときがある
9. 冷たいものや熱いものが染みる
10. 歯茎を押すと血や膿が出る

一つでも当てはまる方は要注意。すぐに受診しましょう。

口臭が気になり出した歯周病患者の方はよくミント系のタブレットでごまかそうとしますが、これもあまり意味はありません。口臭の原因の一つが揮発性硫黄化合物といわれるものです。歯周病菌は硫化水素よりにおいのきつい「メチルメルカプタン」というものを産生するため、口臭をなくすにはこの発生を抑制する必要があるのです。つまり、タブレットでごまかせたとしても根本的な原因を取り除かなければ意味がないということ。また、歯周病によって歯がグラグラになったため、しっかり噛めずに食べものを飲み込んでしまうと消化不良を起こし、胃から悪臭を放つきっかけになります。

何度もいっているように、歯周病は音もなくやってきて、音もなくむしばんでいく恐ろしい病気です。いち早く変化に気づけるようにするにはやはり定期的な歯科検診が欠かせません。「定期的に歯科医院に通っている」という方も、自分の現状を把握できているか今一度振り返ってみてください。例えば、歯周病の治療をすべて終え、今は歯科衛生士に健康な状態を管理してもらうために定期的にメンテナンスに通っているなど、自分の現在地を把握してほしいのです。そして「自分は今のところ大丈夫」とは考えず、常に「**もしも自分が歯周病になったら……**」と考えるようにしましょう。意識を変えるだけで、あなたの未来も大きく変わるはずです。

〈デンタルIQアップ⑧〉

歯周病は完治しない？

「歯周病に一度でもかかると完治することはないと言われた」と言って、諦める人が時々います。

確かに、もともとあった骨や歯肉が元どおりになるかといわれれば、それは不可能です。一度失ってしまったものを元どおりに再生することはできません。しかし、進行に歯止めをかけ、これ以上悪くならないようにすることは可能です。現在では再生療法により骨、歯肉ともどもある程度の再生を行うことはできます。かかりつけの先生に聞いてみてください。

なかには「もう治らないなら、インプラントを入れるなり、入れ歯にするなりしたらいいかな」という方もいますが、インプラントは骨の中に埋めるもの。歯周病の悪化で骨がなくなってしまったらGBR法という骨を再生する手術も施さなければいけません。さらに多くの費用と期間がかかってしまう可能性もあります。

ですから、「完治しないから」と諦めるのではなく、今ある歯を失わないように努力する「歯周治療」をまず第一に選択してほしいのです。抜歯基準になった歯は諦めて抜歯してください。

歯周病とは読んで字のごとく「歯の周りの病気」です。具体的には「**歯茎**」「**骨**」「**歯の表面のセメント質**」「**歯と骨を結合させる歯根膜**」の**4つの組織**の病気です。歯周病にならないために歯磨きを念入りにするのはもちろんすばらしいことです。しかし、ストーリー内で村田さんが「痛み出してから歯磨きを念入りにしだしたのになあ」と言っていたように、見るからに歯がボロボロだったり、痛みとして症状が現れていたりする場合は、歯磨きだけではもうどうにもならないか……といって歯磨きをおろそかにしていいわけではありません。歯を抜くにしても歯肉の炎症が少ないほうが良いし、口腔内の細菌数も少ないほうが治りも早く、抜歯後の炎症も起きにくいのです。

健康な状態を保ったり、病状の悪化を遅らせたりするためにも、歯磨きは絶対におろそかにはできない行動です。ただ、自分で磨けていない部分のチェックや炎症が起こり出した部分の再治療までは、ホームケアの歯磨きだけでは叶いません。だからこそ、定期的に歯科医院を受診し、歯科衛生士から歯石を取ってもらったり、磨けていない部位の歯磨き指導をしてもらったりする必要があるのです。

ちなみに、歯科衛生士の業務には「**cure**」と「**care**」があります。「**cure**」は歯周病を健康な状態に戻す「**治療**」であるのに対し、「**care**」は歯周病の治療が終わったあとに受ける「**メンテナンス**」のこと。つまり、健康な状態を維持していくためのものです。「**cure**」はだいたい1週間に1回通院し、治療を完了させます。そして、「**care**」は3カ月に1回の通院をおすすめしています。

〈デンタルIQアップ⑨〉

歯肉溝5㎜の恐ろしさ

そもそも、歯周病だと判断するポイントはどこにあるのか。

歯科医院で治療を受ける際、細い針のようなもの（ポケットプローブ）で歯茎を触られた経験がないでしょうか。おそらくほとんどの方が一度は経験しているのではないかと思うのですが、実はこれこそが歯周病検査の一つです。

検査ではこの「ポケットプローブ」という目盛りがついた細い器具を歯と歯茎の溝に差し込み、「歯肉溝」の深さを測ります。健康な場合は3㎜程度とされていますが、これが4㎜以上の深さだと「歯周病にかかっている」と判断されるわけです。

仮に、すべての歯に5㎜の歯肉溝ができているとしましょう。その場合の口腔内の潰瘍サイズは、**大人の手のひらほど**だといわれています。もはや、ほぼ口腔内全体が炎症を起こしているといっても過言ではありません。

もしも手のひらが炎症を起こしてただれている状態だったとしたら、すぐに病院に行って処置をしてもらいますよね。小さい頃に転んで手のひらの皮がずるむけになってしまったら、お母さんはすぐに「早く砂を洗い流して消毒しなさい！」と言っていたはずです。それなのに、口の中は目に見えないからどうしても放置されがち。しかし「歯周病を放置している」イコール「細菌が入りやすくなっている」ということです。しかも、口腔内は肛門より汚い（細菌数が多い）といわれています。つまり、口の中を放っておくということはただでさえ細菌数が多いのに「私の口は歯周病菌にはうってつけですよ」と、細菌に対してさらに手招きしているともいえます。そう考えると、恐ろしくなってきませんか？

目に見えるところはすぐ対処するのに、目に見えないことや知識がないことで手を施さないのは非常に危険なのです。そんな状況を生まないためにも、しっかりと**歯周病検査**をして、現状を把握し、治療を受けてほしいと思っています。

そして、**メンテナンス**にきちんと通っていただきたいのです。

〈デンタルIQアップ⑩〉

歯周病治療の流れを知る

歯肉溝が炎症を起こし、溝が深くなった状態を「**歯周ポケット**」といいます。歯周病検査は歯周ポケットの深さのほかに、プラークや歯石の付着状態や歯茎の吸収、腫れのレベル、歯の動揺度、歯槽骨の破壊状態なども調べます。そして「歯肉炎」「軽度歯周炎」「中等度歯周炎」「重度歯周炎」に該当するかどうかを診断。そして、歯周基本治療へと進みます。

歯周基本治療ではブラッシング指導などのセルフケア「**プラークコントロール**」、歯周病の原因である歯に付着したプラークや歯石などを除去し、表面をきれいにする処置「**SRP（スケーリング・ルートプレーニング）**」、プラークが溜まりやすい要因「**プラークリテンションファクター**」の改善などを一つひとつ行います。

そして炎症がなくなれば定期的なメンテナンスに入るという流れです。当院のメンテナ

図表7　症状に応じた治療法の流れ

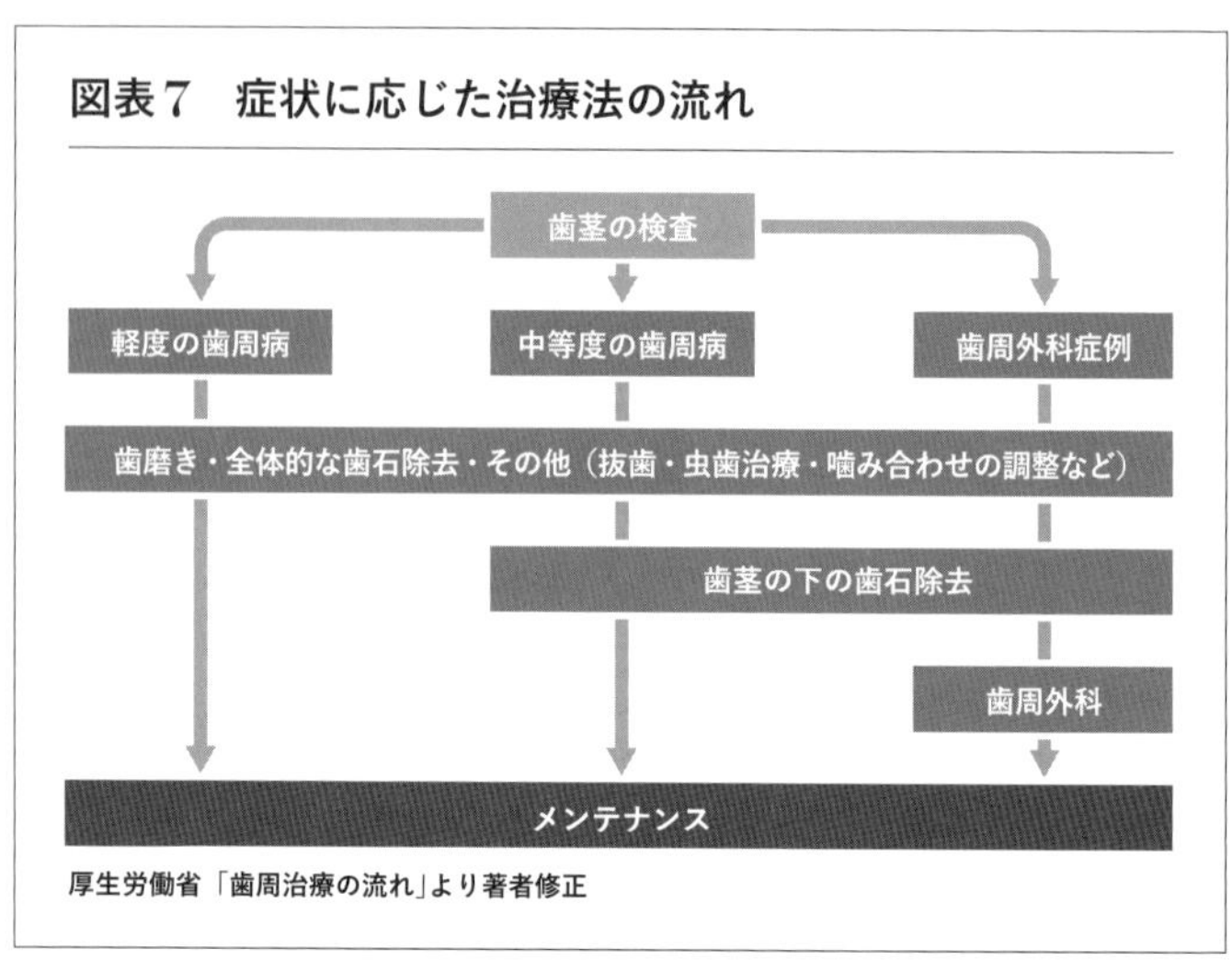

厚生労働省「歯周治療の流れ」より著者修正

ンス移行の基準は**歯周ポケットが3㎜以下、BOP（歯周検査時の出血率）が0％、PLI（プラークインデックス）10％以下**を目指しています。

もしも歯周治療終了時の再評価時に炎症や歯周ポケットがなくなっていないようだと、**歯周外科手術**を行うこともあります。

しかし、なかには歯周病治療を受けても、炎症が落ちついたと思えばまた発症する……を繰り返してしまう人もいます。歯周病は「歯周病細菌」が引き起こす病気なので、歯周病細菌自体が減らなければどんなに定期的にメンテナンスに通って歯石を除去したところで、再発のリスクは低くなりにくいのです。

図表8　歯周病の治療法

歯周病治療	根本的歯周治療（THP）
●歯周病を悪化させる原因の歯垢や歯石を取り除く治療 一時的に炎症は落ちつくが、歯垢や歯石が溜まるとまた再発してしまう可能性が高い。	**●歯周病細菌自体を減らす治療** 歯垢や歯石だけではなく、歯周病細菌に直接アプローチをして菌を減らしていくので治癒が早い。
●再発リスクが高い 歯周病細菌自体を減らす治療を施していないため、手入れがおろそかになると、再発のリスクが高い。	**●再発を最小限に食い止められる** 歯周病細菌を減らす治療に力を入れるため、再発のリスクを大幅に抑えることが可能。

虫歯菌に効果を発揮する「ペリオプロテクト」という薬剤で殺菌・抗菌処理を施すほか、歯科用の高級トリートメント材を使ってプラークがつきにくい健康な歯面に仕上げるなどの再発予防を行います。また、歯周病菌は腸内環境を乱すため、乳酸菌が増えやすい環境をつくる飲み薬も併用します。口腔内環境の整備や腸活も行います。

そこで村田さんにも勧めた「**THP**」の出番です。「根本的歯周治療」とも呼ばれるTHPにより、口内環境をトータルで改善することが大切なのです。

〈デンタルIQアップ⑪〉

全身をむしばむ歯周病

ストーリー内で、私は村田さんに「このまま放っておくと、死んじゃいますよ」と言っています。少々大げさに聞こえるかもしれませんが、冗談ではなく大真面目です。

歯周病は、生活習慣病の一つです。特に「糖尿病」とは密接な関わりがあります。

歯周病になると、歯茎から出血や膿の症状が現れ、炎症による化学物質が血管を経由して体内に放出されます。これらの化学物質は血糖値を下げるインスリンを効きにくくする働きがあるため、糖尿病を発症、あるいは進行しやすくするというわけです。

事実、歯周病にかかっている糖尿患者にそれまで以上に糖尿病治療を積極的に施したところ、口腔内の治療や指導は特別行わなかったにもかかわらず、歯周ポケット内の炎症が改善されたというケースも報告されています。

また、歯周病を放置していると「心筋梗塞」や「脳卒中」にかかるリスクも高くなります。歯周ポケットから侵入した歯周病細菌が血中に入ることで動脈硬化につながるからです。動脈硬化が心臓の血管内で起きたら「狭心症」に、動脈硬化を起こした血管の内側が破れて血栓ができ、血流が途絶えたら「心筋梗塞」や「脳梗塞」を引き起こします。

実際に、心筋梗塞を起こした患者さまの心筋からは歯周病細菌が発見されているという報告も複数あるのです。

〈デンタルIQアップ⑫〉

妊娠と歯周病

現在妊娠中あるいは妊娠を考えている女性、また、その周りの方々にぜひとも知っていただきたいのは、妊娠すると歯周病にかかりやすくなるということ。これを「**妊娠性歯周炎**」といいます。

妊娠すると、女性の身体は「エストロゲン」というホルモンの分泌が増えるようになります。実はこの「エストロゲン」は歯周病菌の一つ「プレボテラ・インターメディア」の増殖を促す働きをもっているのです。そのため、通常時よりも歯周病にかかりやすくなってしまうというわけです。

また、妊娠中はつわりによって食生活が乱れたり、歯磨きを怠ったりといったことから、よりいっそう歯周病のリスクが高まるので注意が必要です。

歯周病にかかった妊婦とそうでない妊婦を比較した場合、歯周病にかかった妊婦のほうが早産になる危険性が高いという研究結果があります。早産とは妊娠24週以降、37週未満で生まれることをいい、早産になると体重2500グラム未満の「低体重児」が生まれる可能性が高く、赤ちゃんのことを思うならできる限り避けたいものです。

なぜ歯周病が早産につながるのか、はっきりした因果関係は分かっていませんが、歯周病菌「プロスタグランディンE2」に原因があるのではないかという見方もあります。出産の際、陣痛を促進するために使う薬剤のなかには「プロスタグランディンE2」が含まれていて、これが歯周病が進行した際に口腔内に増える菌と同じなのです。つまり、炎症が強くなると「プロスタグランディンE2」が生成され、血管を通して全身に回ってしまうがために、陣痛が促され早産を引き起こしてしまうという見解です。

明確な理由は明らかになっていませんが、いずれにしても妊娠時の歯のケアが産まれてくる子どもにも影響するのは間違いありません。

〈デンタルIQアップ⑬〉

アルツハイマーと歯周病

厚生労働省の発表によると、日本の認知症患者数は2012年時点で約462万人。65歳以上の高齢者の約7人に1人が認知症にかかるといわれています。このままいくと、2025年には認知症の有病者数は約700万人にのぼるという推測も出ているほど、状況は深刻化しています。なかでも最も患者数が多いのが「**アルツハイマー型認知症**」です。アルツハイマーと歯周病の関わりについては、こんな調査もあります。

九州大学と中国北京理工大学が2020年7月に発表した共同研究結果によると、歯周病の代表的な原因細菌「ジンジバリス菌」に感染してしまうと、アルツハイマー型認知症の特徴である「脳内老人斑」の主成分が脳内に取り込まれることが分かっています。つまり、歯周病予防をしっかり徹底することは、アルツハイマーを防ぎ、健康寿命を延ばすことにもつながっているのです。

〈デンタルIQアップ⑭〉

喫煙者は要注意

実は、**喫煙者は歯周病にかかりやすい**といわれています。

1日10本以上喫煙すると5・4倍に、10年以上吸っていると4・3倍にリスクが上がり、重症化しやすくなるという統計データも実際に出ているのです。

タバコに含まれるニコチンやその他の有害物質が体内に大量に取り込まれると、免疫力が落ちるため炎症が起こりやすくなるからです。

また、ニコチンの血管収縮作用は出血を起こしにくくするため、歯茎の炎症を見逃してしまうことが多々あります。そして、血管収縮作用により歯肉の末端部分の血流がなくなり、毛細血管も消失します。血液の中には炎症担当細胞というもの（白血球など）が入っていて、炎症はその部位に集まるため、腫れてしまうのです。血流がなくなるということは悪いものが攻撃されずに滞留してしまうことと一緒。ちなみに、膿は白血球の中の好中

図表9　喫煙が口腔内に与える影響

歯肉の繊維化
喫煙者の歯肉血管は細くなっているため、歯肉が炎症しても出血せず、歯周病が発見しにくい。

歯肉修復機能の低下
歯周組織の修復機能が低下するため、治療しても治りにくい。

ニコチンの血管収縮作用

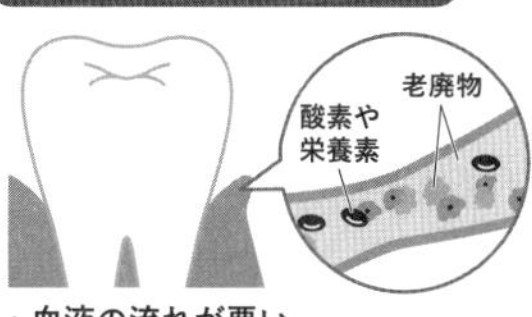

・血液の流れが悪い
・酸素や栄養素の欠乏
・老廃物が除去されにくい

白血球機能の抑制

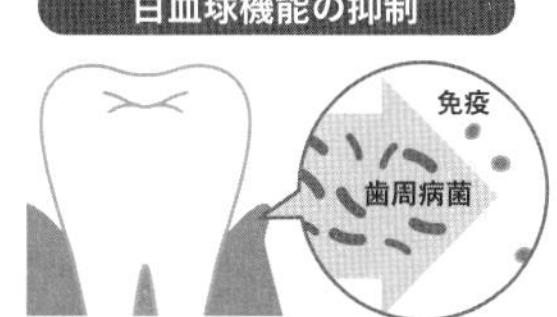

喫煙により、白血球の防御機能が抑制され、歯周病菌が繁殖しやすい。

球と戦ったあとの死骸です。膿が出続けるのはそこに悪いものがいることを示唆しています。

さらにはタバコのメラニン色素の沈着によって歯茎が黒ずむため、健康な歯茎とそうでない場合の見分けがつきにくくなります。

歯周病かどうかを見極める第一の「歯茎」がそんな状態では、歯周病を進行させてしまうのも納得です。喫煙者は、知らず知らずのうちに自分自身で寿命を縮めているのです。

ちなみに、一度ついてしまったヤニは、自然に取れることはありません。タバコをやめると少しずつ口腔内の状況は改善されますが、長年蓄積した汚れは変わらずそこにあり続けます。もしどうしても気になる場合は、着色を落としてもらうといいでしょう。また、黒ずんでしまった歯茎も、着色除去に特化したレーザー治療や歯茎ピーリングなどである程度改善することができます。

タバコは歯周病にとって、百害あって一利なし。美しく健康な歯と歯茎を守りたいと思うなら、少しずつでも本数を減らすことや、ガムやタブレットに変更することをおすすめします。

歯周病治療で健康寿命を延ばす

〈デンタルIQアップ⑮〉

歯周病治療により、全身疾患の予防やアルツハイマーの予防などで、寝たきりゼロを目指せます。

それにより、自分の生活の質（QOL）の向上だけでなく、**家族の生活の質の向上**も行うことができます。我々歯科医は歯周病のコントロールで、健康寿命と平均寿命との差を少しでも少なくしていくことも視野に入れながら、治療や提案を行っています。

《COLUMN》

高齢になってから気づく「歯」と「健康」のありがたみ

「プレジデント」が発表した「人生の振り返り」に関するアンケートの調査結果では、55～74歳の男女1000人に健康について後悔していることを尋ねると、70～74歳では「歯の定期検診を受ければよかった」と回答した人が大多数を占めたというのです(図表10)。

歯が欠損したことで食事の楽しみが半減したり、入れ歯やインプラント（人工歯根）の手入れなどで出費がかさんだりといった後悔は、私も普段からよく耳にします。また、あとで詳しくお話ししますが、歯や口腔内が不健康になるとさまざまな全身疾患を引き起こす可能性が高まります。おそらくこのアンケートで「歯の定期検診を受ければよかった」と答えた人の多くは、今になってなんらかの不調を感じているので

図表10　健康について後悔していること

70〜74歳

1位	歯の定期検診を受ければよかった
2位	日頃からよく歩けばよかった
3位	スポーツなどで身体を鍛えればよかった
8位	なんでも相談できる医師を見つけておけばよかった
17位	地域の福祉サービスについて学んでおけばよかった

PRESIDENT（2012年11月12日号）健康の後悔トップ20を基に作成

はないでしょうか。

また、日本歯科医師会が15〜79歳の男女1万人を対象に行った「歯科医療に関する一般生活者意識調査」（２０１８年11月8日発表）でも「もっと早くから歯の検診や治療をしておけばよかった」と答えた人が75・7％いたことが分かっています。

歯の手入れは医療費どころか、寿命にも大きく関係します。日本歯科医師会が公開した「健康長寿社会に寄与する歯科医療・口腔保健のエビデンス２０１５」によると、65歳以上の日本人２万人以上を対象とした4年間の調査では、残った歯の数が少ない人ほど寿命が短くなることが明らかになっているのです。

STORY

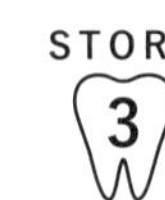

【審美・矯正編】審美＋矯正治療で新しい自分に出会う

歯科矯正というと、外見の美しさのためにやるものというイメージが強いと思います。もちろん、健康的な歯並びは見ている人をも良い気分にさせるので、見た目を重んじるのも大切。しかし私は、外見のためだけではなく内なる自信と全身の健康のために歯科矯正をすることを推奨しています。さあ、それはいったいなぜなのでしょう。

きらびやかな夜の街で働く小田原 香さんという若い女性。吸い込まれるような大きな瞳にぽってりとした唇。それでいて、抜群のトーク力と天性の才能をもつ彼女は、瞬く間に「CLUB木下」の人気ホステスになった。ところが、そんな彼女にも悩みがあるようで――。

「先生、この人！　この人みたいになりたいねん」

香さんが指さしたのは「新人女優賞受賞の七瀬ミリ、美貌はつくりものだった!?」と下品な見出しがでかでかと書かれた週刊誌の記事だった。私の返事を前に、香さんは独り言のように続ける。

「違和感あるな〜ってずっと思ってたけど、やっぱ整形してたな〜。目頭とかめ〜っちゃ不自然やんか。鼻筋もツクリモンみたいにシュッとしてるし……。でもほんま、せっかく整形するならこんな顔になりたいわ〜」

CLUB木下の香さんは、私の患者だ。いや、正確に言えばこれから患者になる〝かも〟しれない人だ。開業時からずっとお世話になっているゆう子ママから「相談にのってあげてほしい子がおるんやけど」と言われて店に来たはいいものの……。

「香ちゃん、その話はいいから、先生に話すことあるんちゃうの？」

ゆう子ママがぴしゃりとたしなめると、香さんは「あっ」と思い出したかのように私のほうに向きなおった。

「実は、顔の整形を考えてて……」

「整形？」

「そう、整形。この七瀬ミリみたいになって、ナンバーワンを目指したくて」

香さんは再び記事を指さす。そこに載っている女優は、確かに人形のように整った顔立ちをしていた。どうやら新人女優賞を受賞したことで一躍世間の注目が集まり、学生時代など過去の写真を掘り起こされたあげくに、「整形美人」だと叩かれているらしい。

「私は歯科医師だから、美容形成手術は分野外なんだけどな」

「それは分かってます！」

「はぁ……」

「もう香ちゃん、ちゃんと話さんと安岡先生困ってはるやろ」

困惑気味の私を見て、ゆう子ママが眉間にしわを寄せる。

「先生、実はね、さっきの話のとおり、香ちゃんはうちに来てからずーっと整形したい整形したい言うてんねん。もう1年くらいになるわなあ」

「このまえ林さんが言うてたの、ママも聞いたやろ、『香ちゃんは親しみやすい顔してるなあ』って。あれ聞いたときに、やっぱ顔変えたほうがいいんかなって」

「あれは、誉め言葉として受け取りって言うたやん。だって林さんはずっと香ちゃんがお気に入りやねんで」

「でもな〜。要は、ほかの子たちみたいに整った顔立ちじゃないから、気軽に話せるってことやんか。せやから複雑な気持ちやねん」

まるで母娘のような2人のやりとりを見ながら、香さんの顔をじっと観察する。アーモンド形のくりっとした目に、影ができるほど長いまつげ。しかし、左右の口の端から、なかなか大きな八重歯が顔を見せている。

「それで、私は何をしたら……」

2人の会話の間に恐る恐る入り込むと、ゆう子ママも香さんもハッとしてこちらを見た。

「あぁ、つい安岡先生の前だと素に戻ってしまうわ。相談っていうのは、香ちゃんは整形したいって言うてるんやけど、私は先生に歯をいじってもらったらいいんちゃうかと思ってて」

「でもこの記事には、七瀬ミリも昔は歯がガチャガチャやったけど全部入れ替えたって書いてあるから、ウチもそうしたくって。矯正とか、そんな簡単なものじゃなくってぜぇ～んぶ歯を取っ替えて、顎もシャープにして、ついでに鼻もクッと高くして……」

「うーん」

「先生、そんなに悩まんといてくださいよ～。誰がどう見ても、ウチの顔おかしいですもん。整形のために貯金だってしてたんですから。でも、ゆう子ママが『ちゃんと先生に相談してから判断したほうがいい』って言うから～」

香さんがウイスキーグラスに氷を入れながら楽しそうに話す。整形手術というものにあまり抵抗がないらしい。

「香ちゃんは、なんのために整形をしたいの？」

私の質問に目をパチクリさせたあとで、

「そんなの、見た目を良くしたいからに決まってますよ〜。この世界は見た目が美しくないと生き残っていけないこと、先生も知ってますよね。ウチはゆう子ママみたいになりたいんですよ〜」

と、笑った。

「じゃあ、単刀直入に言おう。私は、香ちゃんの歯は治したほうがいいと思う」

「やっぱり〜！　じゃあ決まりですね」

「でもそれは、見た目の問題じゃなく、歯の本来の機能を取り戻すためにやったほうがいいと思うんだ」

「え？」

「ちなみに、歯を全部入れ替える審美治療だけでは、パーフェクトにはならない」

「え、入れ替えだけじゃ治らないんですか？　七瀬ミリだって……」

困惑気味に週刊誌を持ち上げると、香さんはそれを私のヒザに置いた。

「ね、ここに書いてある。『中学生の頃を知る同級生によると、七瀬はずっと歯並びで悩んでいたそうだ。周りからも口元さえ隠せば美人なのにとずっと言われ続けてきたという。しかし、それが今やこの美貌。おそらく、歯の全入れ替えだけではとどまらず、目も、鼻も、すべて取り換えてしまいたくなったのだろう。おそるべし美への執着心である』って。ウチ、これ読んだときにめっちゃ力をもらった気がしたんですよ。誰でもきれいになれるんやって」

ヒザに置かれた週刊誌に目を落とす。確かに、学生時代の写真と今の写真とでは大きく印象が異なる。歯を治したことは間違いないだろう。しかし――。

「ここに書いてあることは真実とは限らないよ。確実に歯は治しているだろうけどね」

私は、閉じた週刊誌をテーブルの上にバサッと置く。

「先生が言いたいことがなんなのか、分からへん……」

「うん。じゃあ少し専門的な話をしよう。香ちゃんの歯は、いわゆる『八重歯』だよね」

「そう！　昔は『あどけない感じがしてかわいい』とか周りに言われてチャームポイントやと思ってたんですけどね、この仕事始めてからは『吸血鬼みたいやな』って言われるようになって。それも最初は褒め言葉やと思ってたんやけど、接客中、どうしてもお客さまの目線がうちの歯にいっている気がして……。一度気になりだすと自分でも『なんでこんな変な顔なんやろ』って思い始めて、できるだけ歯が見えないようにせなあかんと思ってしまって、接客が不自然やってママから怒られたんですよ」

「そう、それで話を聞いてみたら、顔がコンプレックスなんだって泣き始めちゃったんよね。でもね、ほんまにお客さまのなかには、そういう飾らない香ちゃんが好きや言う人もおるんやで」

「それは分かってるけど……」

さっきまでの元気の良さはどこへやら、香さんはしゅんとうなだれている。

「香さん、見た目もそうなんだけど、八重歯があるとお口のトラブルが起きやすくなるんだよ」

「トラブル、ですか？」

「うん。八重歯は、本来生える予定ではないところに歯がある状態だよね。だから、噛み合わせのバランスが悪くなって別の歯に負荷がかかってしまったり、あとは、歯が重なり合っている部分に磨き残しが多くなるから、虫歯になりやすかったり……」

「そういえば！　口内炎ができやすい部分も八重歯があたる頬の内側やわ。不摂生な生活やし……と思ってたけど、もしかして八重歯が原因やったんかな」

「うん、十分に考えられるね。だから、八重歯を治すことは見た目の改善はもちろんだけど、歯の機能を改善させるためにやったほうがいいと、私は思う」

「てことは、やっぱり悪い歯を引っこ抜いてばばっとインプラント？　とかやっちゃえばいいってことなんやないんですか」

「う～ん。香ちゃんは、歯を全部取り替えたらいいって考えてるかもしれないけど、見た目は整ったとしてもやっぱり自分の天然の歯に勝るものはないんだよ」

確かに、香さんのように考える人は少なくない。「総入れ歯にしてしまえば虫歯になる心配も減るのでは」という質問は、これまで何度も受けてきた。しかし、そう単純な話ならそもそも人間に歯は必要ないだろう。

「ちょっと専門的な話になっちゃうんだけど……」

そう前置きをすると、香さんは前のめりになって耳を傾けた。ゆう子ママも真剣な顔をして聞いている。

「口腔内には『神経筋機構』というシステムがあって、ものを歯で噛むとその感覚が神経筋機構を通して脳に刺激として伝わるんだ。例えば、ご飯を食べているときに硬いものが混入していた場合、反射的に口を開けるよね。これも神経筋機構が働いているから。しかし、歯がない＝神経がないということは、そもそもこの神経筋機構の働きが悪くなってしまうことになるんだよ」

「見た目がきれいになったとしても、それだと歯としての本来の役割を果たさなくなってしまうというわけやね」

ゆう子ママの言葉に大きくうなずく。

「そう。まずは矯正を行うことによって、歯のポジションをいちばんきれいな場所に並べてみようよ！　歯科矯正は見た目を改善することだと思っている人が多いけど、本来のポイントは、お口のメンテナンスがしやすい環境になるというところなんだよ」

「でも先生、矯正は大人になってからじゃできないって何かで読んだことがあるんです。それもあって、整形手術がいいんかなって思ってたん……」

「うん。確かに子どものうちは顎の骨の成長を伴いながら矯正ができるし、歯も生える途中だからやりやすいという側面はある。それに対して、成長期を終えた大人の歯は、確かに動きにくい。でも、問題なく再構成できるよ」

「そうなんや……」

「もちろん、香ちゃんが『歯並びや噛み合わせはそこまで気にならないから、とにかく見た目だけなんとかしたい』と言い張るなら、また話は変わるけど……。そうだ。ひとつ、おもしろい話があるよ」

私の言葉に、香さんもゆう子ママも不思議そうに首をかしげた。

「実は、約260年続いた徳川幕府が滅んだのは、将軍の歯と顎が弱くなったからではないかっていう説があるんだ。知ってた?」

「徳川幕府が滅亡? 歯? 正直、先生が今から何を言いたいのか、まったくもって分からへん」

正直すぎる香さんの言葉に少し苦笑し、私はウイスキーを一口含んだ。

「なぜこんな仮説が飛び出したかというと、東京の増上寺に埋葬されている歴代将軍の遺骨を調査してみたところ、後代の将軍ほど顎の骨が退化し、噛む力が弱くなっていることが明らかになったからなんだ。例えば初代将軍の名前は……」

私の投げかけに、香さんよりも先にゆう子ママが反応した。

「そら、家康やろ」

「ママ、正解」

「あ、ちょっとママ！　日本史好きやからって自分だけ〜！」

「いや、初代将軍の名前と顔は、日本史好き嫌いに関係なくパッと出てこんとあかんよ」

「……はい」

思わぬところで指摘を受け、香さんは肩を小さくした。本題に戻そうと、私は再びウイスキーをゆっくり飲んでから口を開く。

「……それで、復元されている家康の顔をよく見てみると、確かに顎がよく発達したしっかりした輪郭であることが分かるんだ」

同時に、家康の画像を表示したスマホの検索画面を香さんの前に置いた。

「わあ、本当に『しっかりした顎』って言葉がお似合い。頑丈そう〜」

「うん。対照的に、14代将軍・家茂の顔は……」

再びスマホの画像検索ツールを使い、家茂の肖像画を香さんに見せる。

「わ！　家康とかなり違いますね。顎がシュッとしててなかなかのイケメン」

「そう。でもね、実はこの輪郭にこそ問題があるんだよ」

「……え？」

ますます首をひねる香さんの隣で、ゆう子ママは「あ」とつぶやいた。

「先生、家茂って確か20歳くらいで若くして亡くなった方やったよね」

「はいそうです。さすがゆう子ママ、お詳しい」

「ううん。聞いたことがあるねん。確か彼は羊羹、氷砂糖、金平糖、カステラ、懐中もなかとか、とにかく甘い食べものがすっごい大好きやったって。せやから、もしかしたら虫歯が原因で死んでしまったんじゃないかっていう説も確かあるんよね」

ゆう子ママは相変わらずするどい。思わず感心し、しばらく言葉に詰まってしまった。

「先生？」

「ああ、すみません。あまりにもゆう子ママのコメントが的確すぎてびっくりしちゃって」

「でも先生、それと輪郭と、どう関係があるんですか」

「うん。ちょっと遠回りしてしまったけど、家茂はやわらかくて甘いものばかり食べていたから、顎があまり発達せずにあの輪郭になってしまったというふうに考えている学者もいるんだよ。あくまで仮説や推察にしか過ぎない話ではあるんだけどね。でも、噛み合わせが重要なのは事実なんだ。歯並びが悪いと姿勢にも影響が出て、精神的に情緒不安定になることもある。もちろん、虫歯ができるリスクも高くなる」

私の言葉に香さんは目に見えて動揺していた。矯正といえば、どうしても見た目の美しさばかりが先行してしまい、本来重視すべき「機能性」に意識が向けられない人がほとんどだ。まさか歯並びの悪さが「死」まで及ぶなんて言われたら、戸惑ってしまうのも仕方がないだろう。

「ちょっと脅しみたいになってしまったかな。ごめんね」

おそるおそる香さんの顔色をうかがう。

「あ、いえ。先生の話を聞いていたら、友だちとのやりとりを思い出しちゃって。ウチ、ずっと見た目のことばっかり気にしてたけど、時々仲の良い友だちから『あんた、食べ方汚いなぁ』って言われることがあるんです……。確かに、麺類を食べるときとか、うまく噛み切れなくて飲み込むタイミングが分からなくなることがあって。友だちは冗談で言うてるんかなって思ってたけど、もしかしてそれもこの八重歯が原因やったんですかね」

「うーん。しっかり診察をしないことには言い切れないけど、おそらくそうだろうね」

「そっか……。ウチ、整形したら全部が良くなるくらいに考えてたんやけど、甘かったですね。噛み合わせって、そこまで大切なことやったんやなあ。でも確かに単純に整形してどうこうっていうよりも健康面に関わるんやったら矯正したほうがええんかなぁ。でもな……」

絵に描いたように肩を落とす香さんのヒザに手を置くと、ゆう子ママが心配そうに口を開いた。

「先生、歯列矯正っていったら、やっぱり矯正器具をつける必要があるやんか。多分、香ちゃんはそれが気になってるんとちがう?」

ゆう子ママの言葉に、香さんがこくんとうなずく。

「矯正器具つけてるホステスなんて、聞いたことないですもん。ますます『親しみやすい』って言われてしまう……」

「そのへんは、心配ご無用」

つい、言葉に熱がこもる。

「え?」

「最近はマウスピースを使うことで、目立たずに矯正することはいくらでも可能なんだ。ちなみに私の治療計画を少し話してもいいかな」

「は、はい。お願いします」

「八重歯を治すには、抜くとか極限まで削って被せ物をするとかっていう考え方をする人が多いんだけど、それだと結局は歯の神経がなくなってしまって、本来の歯の『機能性』が取り戻せないんだ。だから私はまず、香さんの全体の歯並びを矯正で正したいと考えてるんだよ。見たところ、八重歯が原因なのかほかの歯も少しずつバラバラに生えている。まずはこれをマウスピースで改善したい。そのあとは歯周外科治療で歯茎のラインを整えるんだ」

「歯茎のライン？」

「うん。歯茎のラインまで気にする人って意外と少ないんだけど、実はこれが重要。どんなに歯並びがきれいでも、一部の歯は根っこが露出していたり一部の歯は歯茎が被りすぎていたりと、不揃いだったら見た目にも大きな影響が出るからね。ここを治すかどうかで笑顔の印象はがらりと変わるんだよ」

「そうなんや〜！　でも確かに歯がきれいな人って歯茎のラインもきれいやよね」

「そう。そして、歯茎を整えたあとにようやく『審美治療』の出番だ。歯の形や大きさはホワイトニングでは治せない。だから顔の大きさに合うように歯を削る必要があるんだけど、矯正治療によって歯が正しい位置に戻っているから、これなら削る部分は最小限に済む。そこにセラミックで被せ物をすれば、香さんのもともとの歯の機能性は失われない。

神経が残っていれば、万が一お口のトラブルが生じたときにも、アラートに気づきやすいというわけだ。

顔の大きさに比べて歯のサイズが大きいので、並びがきれいでもバランスが悪く見えることがある。だからこそ、『審美』が必要だと思うよ。これこそ『パーフェクト審美』なんだ」

「矯正と審美の掛け合わせで、最高の歯をつくるってことやね」

「……ゆう子ママ、それは私が言いたかったセリフです」

私の言葉にゆう子ママは肩をすくめて茶目っ気たっぷりに笑う。

「なによりもね、香さん。この治療は未来のためでもあるんだよ。きっと、コンプレックスが改善されれば今よりも自信が湧いて、香さんはますます魅力的な女性になるだろう。健康面もきっと改善されるから、香さんを悩ませてきた口内炎をはじめとする色々な不調からも解放されると思うよ」

「未来のためにするもの……」

はっとしたように顔をあげる香さんを見て、ゆう子ママはにっこりとほほ笑んだ。

「やっぱり、安岡先生に相談して正解やった。ね、香ちゃん」

「……はい。ウチ、矯正してみようかな……。そしたら、顔つきも変わりますかね⁉」

「そうだね。顔が引き締まる人は多いよ。でも、それよりも『自分で未来を選べた』っていうことに自信が湧くんだと思う。そしたら、七瀬ミリさんみたいにどんどん顔つきも変わってくるよ」

「ほんまにそんな魔法みたいなことあるんかな～」

「香ちゃん、矯正して、うちの店でナンバーワンになったら、先生にいちばん高いボトルいれてもらおな」

「わ、それええですね。先生、お願いしますね～」

ゆう子ママと香さんのいたずらそうな顔に思わず笑みがこぼれる。

「もちろん！　きっと、香ちゃんはゆう子ママみたいに最高のホステスになるよ」

香さんは、はじけるような笑顔を見せた。

数年後、CLUB木下から独立して自身の店を立ち上げ、今ではゆう子ママと並ぶ人気のホステスになった香さん。未来は自分の力で切り拓いていくものなのだと、その背中が物語っていた。

解説

3

歯並びの悪さはチャームポイント？

香さんが言っていたように、日本では歯並びをチャームポイントととらえがちです。テレビを見ていても、笑ったときに八重歯がのぞく芸能人はたくさん目に入ってきます。

しかし、**歯並びの悪さは、リスクのほうが大きい**のです。

以前、とある男性タレントがテレビで「歯並びが悪く、磨き残しが多いので歯ブラシを3本使い分けている」と言っているのを見たことがあります。彼は歯並びをファンからチャームポイントとして受け入れてもらっているようなので、もしかしたら治療をせずにそういう方法をとっているのかもしれません。八重歯を磨くための歯ブラシも持っていると言っていました。しかし、歯並びが悪いとここまで大変なのです。おそらく彼は、一般的な歯並びの人よりも倍以上は歯磨きに時間をかけていることでしょう。

さらに、噛み合わせ不良が起きるために、ほかの歯が割れてしまったり、顎関節症を引き起こしたり……といったリスクも考えられます。

ちなみに、欧米諸国では子どものうちから歯列矯正をしたり、クリニックを定期的に受診したりする習慣が根付いています。事実、アメリカの子どもたちに人気のアニメ作品には、頻繁に矯正器具をつけた子どもたちが描かれています。それほど、アメリカでは歯の見た目を気にすることが一般的になっているのです。

では、なぜ欧米諸国ではそこまで歯並びに気をつけるのでしょうか。それは、歯並びが悪いことは病気の一種だと考えられているからです。

また、欧米では歯並びが悪いだけで「だらしがない人」というイメージをもたれてしまうのも事実です。特に、ビジネスシーンではどんなにいいスーツを着ていようとも、どんなに仕事ができようとも、歯が汚いだけで一気に印象が悪くなってしまいます。

もちろん、多様性を認める社会において、どんな見た目でも受け入れることはすばらしいです。しかし、グローバル化が進む今、歯並びの悪さが数々のデメリットをもたらすのもまた事実です。歯が整っていないというだけで、ネガティブなイメージをもってしまう人たちのなかで働くには、**歯のリテラシーもグローバル化していく必要がある**でしょう。

また、トラブルは審美的な側面に限りません。私がストーリー内で香さんに説明しているとおり、「機能面」で支障が出てくる可能性が大いにあるのです。

〈デンタルIQアップ⑯〉

「歯並びが悪い」とはどんな状態？

では、矯正治療の対象になる「歯並びが悪い状態」とは、どんな歯のことを指すのでしょうか。一つひとつ見ていきましょう。

どれも「今はそんなに不便さを感じない」という人もいるかもしれません。しかし、これらのケースに当てはまる場合は通常よりも確実に虫歯や歯周病になる危険性が高いのは事実です。未来の自分が天然歯で食事を楽しめるように、今のうちから気をつけてみてほしいのです。

図表11-1　さまざまな「歯並びが悪い状態」

【叢生】

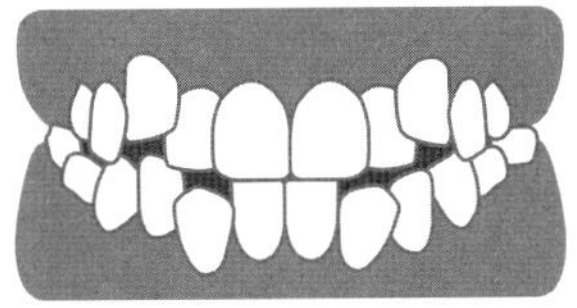

顎が小さいせいで永久歯が生えるスペースが取れずに、歯が重なったりねじれたりして生えてくる状態を指します。「八重歯」もこれに当たります。重なり合っている歯が多いと磨き残しも発生しやすいため、虫歯や歯周病になるリスクが高まります。

【上顎前突】

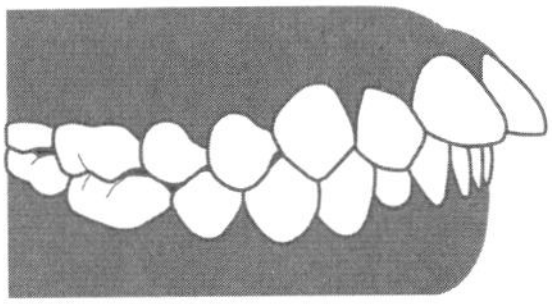

いわゆる「出っ歯」のことで、上顎の前歯が下顎の前歯よりも過剰に前に出ている状態を指します。前歯の機能があまりうまく機能していない可能性があり、奥歯に負担がかかって顎関節症や歯の破折の原因にもつながります。

【下顎前突】

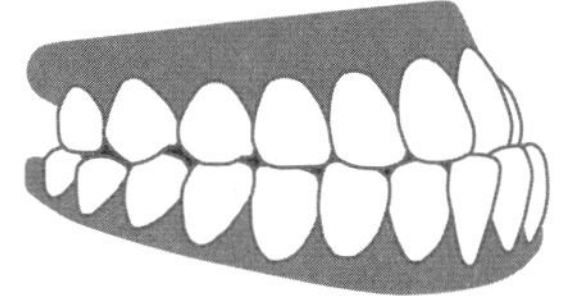

いわゆる「うけ口」のことで、下顎の前歯が上顎の前歯よりも前に出ている状態を指します。上顎前突と同様に噛み合わせがほとんど合わないため、奥歯に負担がかかり歯牙の破折を引き起こす可能性が高いといわれています。

図表11-2

【空隙歯列】(くうげきしれつ)

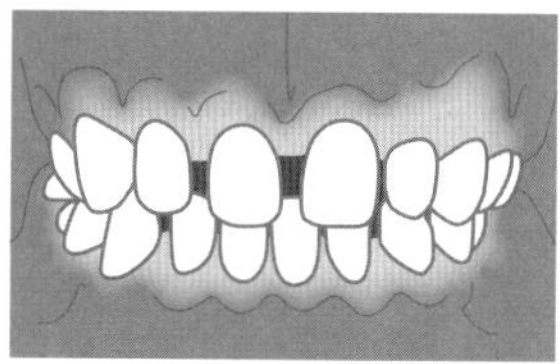

いわゆる「すきっ歯」です。見た目はもちろんですが、話すときに歯の隙間から息が漏れて発音が聞き取りにくくなったり、歯と歯の間に食べカスが詰まりやすくなったりします。歯列の連続性がないと歯が倒れていき、ほかのトラブルのリスクも増えていきます。

【過蓋咬合】(かがいこうごう)

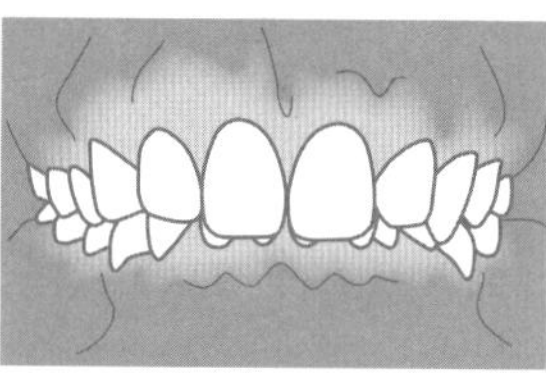

奥歯をグッと噛みしめたときに、下の前歯が上の前歯に隠れて見える状態を指します。「歯」ではなく「歯茎」に下の歯が当たってしまうため、歯茎を傷つける可能性があります。

【開咬】

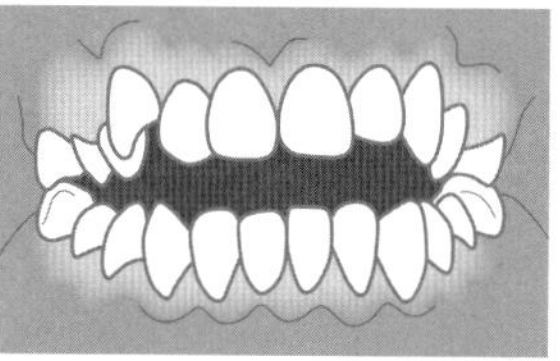

奥歯は噛めていても、上下の前歯がまったく噛み合わない状態を指します。前歯が機能しないので奥歯に負担がかかってしまい、奥歯の虫歯や破折、噛み合わせの過重負担による歯槽骨の吸収など、さまざまなことが起こります。

〈デンタルIQアップ⑰〉

歯並びが悪い≠噛み合わせが悪い

矯正の話になると「歯並びが悪い人は噛み合わせも悪い」と混同されがちですが、この2つは似て非なるものです。

「**噛み合わせ**」は、上下の歯の接触状態のことを指します。ですから、噛み合う力のバランスが正しく、顎の関節や歯などにダメージが及ばないかどうかが、「噛み合わせ」の良し悪しを決めるのです。

それに対し「**歯並び**」は単純に歯が連続して並んでいることをいいます。見た目はどんなにきれいに生え揃った歯でも、噛み合うバランスが崩れたら、それは「噛み合わせが悪い」ことになります。つまり「歯並びが良い」からといって「噛み合わせが良い」ことにはなりませんし、「歯並びが悪い」からといって「噛み合わせも悪い」ことにもならないのです。

矯正治療で歯並びがきれいになっても、噛み合わせに問題が出てしまっては意味がありません。また、どんなに噛み合わせが治っても、見た目が改善されなければ満足感は得られないでしょう。だからこそ、私は香さんに「**パーフェクト審美**」を勧めたのです。

〈デンタルIQアップ⑱〉

歯列矯正にも種類がある

矯正といっても、いろいろな方法があります。

最近は透明のマウスピースを装着する「**インビザライン**」が主流です。透明なので見た目への影響は少なく、また取り外しがしやすいため、歯が磨きやすいといわれています。なめらかなプラスチックでできているため口腔内を傷つけることもなく、金属アレルギーの心配がないのも特長でしょう。なんといっても、歯の動きをコンピューターで正確に予測して効率よく矯正することができるので、これまでの矯正治療よりも短期間で終わるのもポイントです。

また、インビザラインが歯列全体なのに対し、「前歯の1、2本だけ治したい」「全体ではなく、一部の噛み合わせを治療したい」という方には「**iGO（インビザライン ゴー）システム**」もあります。

矯正といえば、金属のワイヤーをつける印象が強いためにマイナスに感じる人もいますが、最新の歯科治療ならそんな悩みを解決してくれるのです。

ちなみに、ワイヤーを使う矯正も進歩しています。最近は、歯の裏側にワイヤーをつけて目立たない矯正をする「**リンガル**」という手法もあるのです。

口をあけると目立つ上側の歯は「リンガル」をし、そこまで目立たず、また舌に当たりやすい下側の歯は表側に矯正装置をつける「**コンビネーション矯正**」という方法もあります。

すべてではなく、一部の歯だけ矯正したいという場合は、「**MTM**」という部分矯正を選択する人もいます。簡単に言えば、1本だけ傾いて生えてしまっている歯にワイヤーをつけて、元の位置に戻すようなイメージです。多数の歯を矯正する場合は1～3年ほどかかりますが、部分矯正は動かす歯が限定的なため、数カ月～半年ほどで症状が改善します。

このように、矯正といっても症状や目的によって、さまざまな選択肢が広がっています。「矯正なんてかっこ悪い」とイメージだけで決めつける前に、まずは歯科医師と相談して自分に合った治療法を見つけましょう。

また、少しでも顎関節に負担が少なくなるような治療法を選択していただければ幸いです。

〈デンタルIQアップ⑲〉

矯正治療に「遅い」はない！

成人の歯列矯正は、子どもと比べると歯の移動速度が遅くなるため矯正に時間がかかるというのは事実です。

しかし、一方で土台となる顎の成長を待つ期間がないぶん、治療が計画的に進められますし、歯磨きなどの自己管理もしっかりできます。事実、第二の人生を謳歌したいと50代や60代で歯列矯正を始める人も増えているのです。

また、もしもあなたが矯正治療を考えているのであれば、価格の安さやアクセスの利便性だけで医院を決めるのはやめましょう。矯正は、装置を外すまでに1～3年はかかる「**長期治療**」です。保険もきかないため、費用もだいたい70～100万円はかかります。治療中に矯正以外の治療をサポートしてくれる一般歯科との提携が確立していることも重要なポイントになるでしょう。
どの矯正方法が選べるかも、医院によって異なります。しっかりと見極めて、本当に自分にとってベストな歯科医院を見つけてくださいね。

〈デンタルIQアップ⑳〉

審美＋矯正治療で歯をいっそう輝かせる！

①機能性（一口腔単位としての機能を果たしているのか）
②生物学的安定性（使用する材料が生体親和性の高いものかどうか）（※アレルギーでないなど）
③永続性（使用する材料が構造的に長持ちするるか）
④審美性（見た目）

の優先順位で治療を行います。

しかし、多くの人は①の機能性より④の審美性を気にしがちです。結果、その場しのぎの対症治療で終わってしまい、高齢になってから歯に支障をきたしてしまうというケースが多いのです。だからこそ、香さんには「未来を見据えて考えてほしい」ということを切々と伝えたのでした。

私は香さんの歯を、まずはマウスピース矯正で正しい位置にし、歯茎のラインを歯周外科治療で整え、最後に審美で被せ物をしましょうという提案をしました。これらは①機能性、②生物学的安定性、③永続性、④審美性のすべてをクリアしている「**パーフェクト審美**」なのです。事実、香さんは治療をしてから10年以上経っている現在も、なんの不備もなく、非常に快適に過ごせているといいます。

また、香さんは私の治療を受けてからというもの「顔、変わったよね？　整形したんじゃない？」と聞かれることが増えたそうです。もちろん、私は整形手術まではできませんから、香さんが変えたのは「歯」だけです。

しかし、香さんはこう言っていました。

「歯を治すだけで顔のバランスが変わった実感があるし、やっぱり自信をもって人と接することができるようになったから、表情そのものが美しくなるんですよ。私が美しくなったとすれば、笑顔の印象が変わったからかな」と。そう、歯をきれいにすることは、すなわち、**外見も内面も美しくなる**ということなのです。

〈デンタルIQアップ㉑〉

小児矯正は顎の矯正？

小児矯正に関しても、マウスピースで行ったり、顎を拡大する固定式の方法をとったりするなど、方法は多々あります。

グローバル化が進んだ日本の食卓には、やわらかな料理が増えました。

ハンバーグやカレーなど、子どもたちに人気の料理はあまり噛まなくてもよいものばかりです。こんな食事ばかりを続けていると、顔の筋力が低下し、顎の発達が遅れてどんどん細くなってしまいます。すると、狭いスペースに永久歯が無理やり生えようとするため、歯並びが悪くなる子どもが増えてきていることが、歯科業界では懸念されています。

図表12　顎の発育と上気道の関係

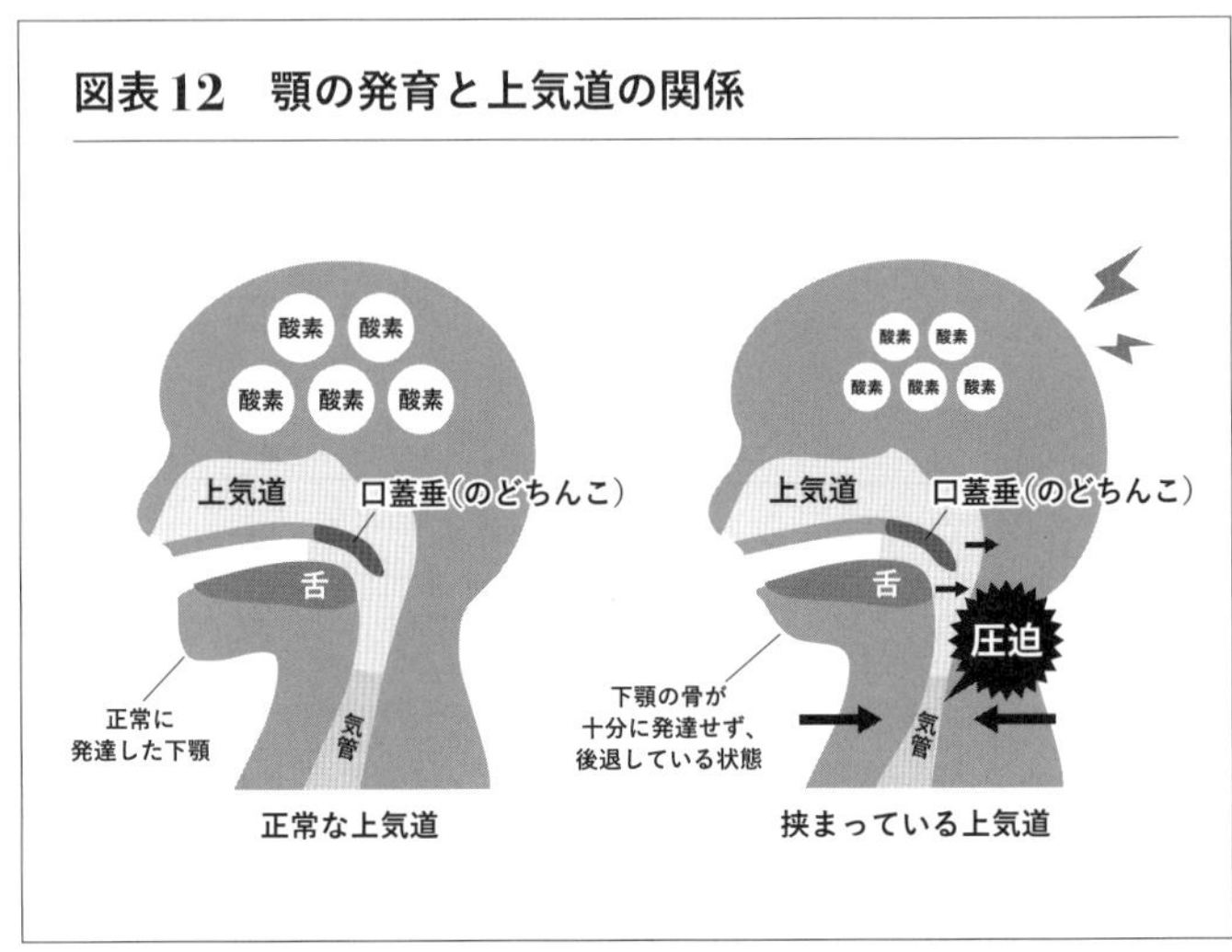

そう、小児矯正は**顎の発育を助けるための治療**でもあるのです。

例えば、顎の未発達が影響するのは歯並びだけではありません。下顎が正常に発育せず、顎が通常より後方にあると気道が狭くなります。すると、脳の酸素血中濃度が少なくなり、すぐにイライラしたり、ソワソワと落ちつきがなかったりという症状が出る可能性もあるのです。小児矯正で顎位を正しい位置に戻すと気道が開き、「落ちつきのある子になった」というケースも実際にいくつかあります。矯正というと「歯並び」や「噛み合わせ」のみに使うものというイメージがありますが、小児矯正においては顎の発育をサポートするという面もあることをぜひ知っていただければと思います。

また、最近では顎位を正しい位置へ導く小児矯正が主流になってきています。

歯並びの悪さの原因となる口呼吸や舌の癖を小さいうちから治療することで、口腔機能を改善し、正しい歯列へと導く方法です。従来の小児矯正は歯並びが悪くなってから装置を利用して整えるという考え方でしたが、私たちが採用している小児矯正は悪くなる前に原因を取り除くもの。まさに「予防歯科」と同じ考え方です。口腔周囲筋の機能トレーニングと矯正器具を使用して行います。

しかしこれによってさまざまなリスクを予防できると考えるならば、むしろ「リーズナブル」ともいえます。もしも大人になってから矯正をするとなれば、抜歯しなければならない可能性もあるのです。できる限り、本来備わっている28本を大切に守るためにも小さなうちから矯正をしておくことは非常におすすめです。もちろん、この方法だけでなく「仮り歯を用いた顎誘導」などさまざまな方法があるので、ぜひご自身で調べてみましょう。

とにもかくにも、お子さんがいらっしゃる方は、こういった情報を家庭内でも共有し、家族全員で**「歯」に向き合う時間**をぜひつくってみてください。お子さんのデンタルIQが上がれば、日本において口腔内の病気が原因で全身疾患になる人の数は減るはずなのです。

《COLUMN》

セラミック矯正とパーフェクト審美の違い

「審美治療」で歯並びを良くしたいという方の多くは「セラミック矯正」を希望されます。セラミック矯正とは読んで字のごとく、セラミックでできた白い被せ物を歯に装着して歯並びを整える方法のこと。歯をマウスピースやワイヤーで動かす矯正治療よりも短期間で終わるため、「クイック矯正」とも呼ばれています。そのため「すぐにきれいになる」と、矯正治療を考える人の目には魅力的に映るのでしょう。

しかし、セラミック矯正は歯を不必要に削ったり抜いたりする可能性が高いということを忘れてはいけません。確かに見た目（審美性）は大きく改善されますが、本来の歯の機能性までも失われかねないのです。もちろん、時間が本当にないなどの事情がある場合は、歯を削ることもあります。人によって時間のバランスなどは異なりますし、治療を決めるのは患者さんですから。

とはいえ、ベストなのは見た目も機能面も申し分ないほどに改善されること。だから私は香さんに「歯を全部入れ替えるだけではパーフェクト審美にはならない」と伝え、このような提案をしました。

①マウスピース矯正で歯のポジションを最適な場所に並べなおす
②歯周外科治療で歯茎のラインを整える
③必要最低限の歯にセラミックで被せ物をする
④全体の色をホワイトニングで調整する

見た目だけ治しても意味がない。しかし、機能面だけ改善されても見た目のコンプレックスからは逃れられません。矯正と審美の掛け合わせで最高の歯をつくり、自信を手に入れる――これこそが私の思い描く理想的な「パーフェクト審美」なのです。

STORY 4

【アンチエイジング編】フルマウスリコンストラクションで本来の自分を取り戻す

ここ数年で認知度が一気に上がった「インプラント」。欠損してしまった部分に人工歯を固定する治療法ですが、その金額の高さから「贅沢」といわれることもしばしば。しかし、入れ歯と比べると自分の歯に近い見た目と噛み心地が得られる点では、インプラントに勝るものはありません。

しかし、インプラント治療をしたからといって、すべてが元どおりになるというわけでもない。私は「全体的に噛み合わせを構成し直したほうが良い」と判断した場合には、お口全体のバランスを整える「フルマウスリコンストラクション」をおすすめしています。

ここからはフルマウスリコンストラクションに挑戦し、「第二の人生を楽しめる」とうれしそうに笑った女性のケースです。彼女の人生をそこまで変えた治療は、いったいどんなものだったのでしょうか。

一通の手紙が届いた。

「先生！　先日、夫と二人でドイツに行ってきました。聞いてはいましたが、向こうのパンって本当に硬いんですね。一口かじったときに想像以上で思わず笑ってしまいました。でも、気づいたらハマってしまって、帰国してからはドイツのパンを扱っているベーカリー巡りが趣味になっています（笑）」

手紙には、おいしそうにパンをほおばる原口祥子さんの写真も添えられている。

「すごい！　原口さん、満喫してますね～」

横から手紙をのぞいた岡村さんがうれしそうに言った。

「うん。本当に。確か、この前は北海道でカニをたらふく食べたって言ってたよ」

「え～カニを！　宣言どおり、第二の人生を歩まれているんですね。まさかここまで変わるなんて、本当に歯の治療ってすごいですよね」

そう、原口さんは最初からこんなに幸せそうに食事をする女性ではなかったのだ。むしろ、最初の頃は「歯がなくて咀嚼することができない」状態だった。

「思い出すね、あのときのこと」

その年の一月、大阪は歴史的な寒さを記録した。

冷たく突き刺さるような風に、外を歩く人は誰しもができるだけ肌を出さぬよう縮こまっている。受付のドアが開くたびに激しい風の音とともに冷気が入り込むので、暖房器具を増やしたくらいだ。

その女性は、そんな不気味な風の音とともにやって来た。ドアが開いた瞬間、受付スタッフはギョッとしたという。コートも着ずにうつろな目で入ってきたのだから無理はない。いや、彼女はコートを「持って」いたのである。赤子のように大切そうに抱えている胸元の鞄がコートでくるまれていたのだ。雪で濡らさないためだろうか。

「よ、予約を入れた原口祥子です……」

真っ青になった唇を震わせて診察室に入ってきた原口さんの顔を見て、私自身、失礼ながら少し息をのんでしまった。彼女の顔の骨格が、明らかに曲がっていたからだ。おそらく噛み合わせがうまくいっていないのだろう。下顎がずれ、口がへの字になっている。

「荷物はそちらに置いていただいて結構ですよ」

「あ……これは大事なものなので持ったままでもいいですか……」

原口さんは鞄を抱きしめる腕により力を入れると怯えたように答えた。気分を変えようと「大丈夫ですよ、盗みませんから」と冗談めかして言ったが、見事に聞き流される。

「……分かりました。抱いたままでも大丈夫ですよ」

少しほっとしたのか、こわばっていた表情が少しだけ緩む。しかし、目はうつろなままだ。

「先生、歯を見る前にちょっと聞いてほしいことがあるんです」

「はい？」

「私の両親は幼い頃から働きづめで、迷惑を掛けたくなかったので、私、歯が痛くてもずっと隠してきたんです。せっかく親が汗水垂らして稼いだお金が病院の治療に消えていくなんて申し訳ないと思ってしまって……。歯が痛くなったら鎮痛剤を飲んでひたすら耐えてきました。なんだかそれが当たり前になってしまって、大人になってからも歯医者に行くという考えが浮かばなくなってしまったんです。そしたら、気づいたころには歯がボロボロで……。運よく結婚もできて子どもも生まれて、今は孫にも恵まれてますけどね……。でも、私の人生、こんな歯じゃなかったらもっと幸せだったんじゃないかって考えてしまうんです」

そう言うと、原口さんは顔を伏せておいおいと泣き出してしまった。

実はこういう患者さまは少なくない。特に高度経済成長期に幼少時代を送った人というのは、親の世代が「とにかく働いてお金を貯めること」を良しとしてきたこともあり、また、当時は今よりもさらに歯科治療が軽く見られていたために十分なケアを受けられないまま大人になった人が多いのだ。

「夫が定年を迎えてからは数カ月に一度国内旅行に連れていってもらってるんですけど、歯がこんなだから、食事が噛めなくて味気ないんですよ。この前は佐賀県の呼子に二人で行ったんですけどね、名物のイカが、笑っちゃうくらい噛めないんです。気持ちは『噛みたい』のに、いざ口に入れるとまるで磁石のN極とN極が反発し合うみたいに、逃げていくんです」

いったん涙がこぼれて歯止めがきかなくなったのか、抑えていた感情が堰を切って溢れるかのように嗚咽混じりに語り続ける。

「孫が、ばあばにもお菓子をあげるって言ってわけてくれたおせんべいですら、食べられないんですよ。おいしいねって言えなくて、こっそり食べたふりをしてごみ箱に捨てているんです。なんでこうなっちゃったんだろうって後悔したときにはもう遅くて……。いくつか別の病院に行ったんですけど、どこも『ここまでボロボロになったなら、最低限の虫歯を治して残りの歯を大切にするほうがいいですよ、部分入れ歯はどうですか』って言われてしまって」

「そうだったんですね」

「それで、たまたまここを通りかかったとき、表の看板に『インプラント治療』と書いてあったので、もう藁にもすがる思いで予約しました」

「見つけてくださって、ありがとうございます」

深々と頭を下げる。

「でもね、原口さん。インプラント治療が決して正解というわけではありません。根管治療といって、神経が膿んでしまった状態の歯を長く使えるようにするための治療方法ももちろんあるんです。別の病院で言われたという『もともとある歯を大切にする』という考え方を、僕は間違っているとは思いません。それだけは分かってくださいね。ただ……ちょっと口の中を見せていただけますか」

促されて恐る恐る開いた原口さんの口の中を見て「やっぱり」と確信した。長年放置されてしまったがために歯槽骨が溶け出し、両手で数えるほどしか歯が残っていなかった。顔の骨格が曲がっていたのは、残っている歯でなんとか食べものを噛もうとしていたからゆがんでしまったのだろう。

「うん……。原口さんの場合は確かに根管治療だけではなく、抜けた歯を補う治療法をしたほうが最善でしょう」

「というと、やっぱりインプラントですか」

「一概にそうとも限りませんが、入れ歯かインプラントでの治療は必要になりますね。ただ、歯の状態はC0からC4といった段階があるんですけどね……。いわばC0は初期の虫歯で、C4は歯の根しか残っていない状態のことを指します。原口さんの場合、ほとんどがC4の歯なんです。もしも根管内——歯の根元の歯質が保存に適していれば、先ほど言ったような根管治療をすることも可能です」

「そうなんですか?」

「はい。診査診断をして残せる歯を残し、あとは歯を失ってしまったところを義歯で補っていきましょう! 義歯で補う方法としては部分入れ歯とインプラント治療のどちらにするかを選んでいただく必要がありますが……。あと、なにより大切なのは未来をイメージすることです」

「未来……ですか」

「ええ。治療後はどんな食事をしたいのか、どんな生活をしたいのかを明確に想像して目標をつくるんです。それに合わせて私も治療計画を考えます。大丈夫、歯のことで思い悩む必要のない環境を手に入れること、絶対にできますよ」

「ありがとうございます……！」

原口さんは大粒の涙をこぼして頭を下げた。

インプラントは、抜けてしまった歯の部分の顎骨に金属製のインプラント体を埋め込み、さらにその上から人工の歯冠をつけて天然歯に近い噛み合わせを再現する治療法だ。骨と人工歯根が確実にくっつく（骨結合）ので、噛んだときの刺激をしっかりと感じ取ることができ、定着してしまえばほぼ違和感はない。素材に使われているのは心臓ペースメーカーや人工関節にも用いられている身体に無害なチタンだから、安全性もばっちりだ（※チタンの金属アレルギーがある方や自己免疫疾患のある方にとっては禁忌）。

「でも、じゃあどうしてほかの病院ではインプラント治療を勧められなかったんでしょうか。だって、先生たちにとっても保険診療内の虫歯治療をするより、１００％自由診療のインプラントのほうが儲かるはずですよね」

原口さんがそう思うのも無理はないが、しかし、この状態でインプラント治療をしようと提案する医者は、今の日本には少ないだろう。彼女の場合、ほぼすべての歯をインプラントにする必要があり、顎位（顎の位置）がずれてしまっている。つまり筋肉が緊張をしている状態が常に続いていて、安定する状態まで戻すのがかなり難しいと考えられるからだ。また、骨もほぼ吸収してしまい、骨の回復から行わなければならないのだ。

ウン百万という治療費がかかる一方で、リスクが高過ぎる。数年前、インプラント治療中に死亡した高齢者の事故があったことから、患者さまだけではなく、歯科医師のなかにもインプラントに対するマイナスイメージをもっている人は多い。

「インプラント治療をする際に、非常に注意が必要なのが下顎管の存在なんです。この中には動脈や神経があるので、インプラント治療の際はここを避けてインプラントを埋入する必要があります。そして、最も注意が必要なのはオトガイ下動脈の存在です。下顎骨の内側、舌側の骨表面を縫うように存在している太い動脈です。誤って内側の骨を突き破ってドリルを使用すると、この血管を損傷する恐れがあります。死亡事故の多くはこの血管損傷による出血量の問題か、血管の損傷で血が組織内にたくさん溜まり、口腔底が膨らみ軌道が閉塞したことによる呼吸困難が原因です。また、折れたり、骨が急速になくなる可能性があったりといったことも考えられる。つまり、メリットばかりじゃないんですよ。

みんながみんな、スムーズにインプラント埋入ができるとも限りません。それに、術後のトラブルだってあるんです」

「え、術後に、ですか？」

「そうですよ。例えば、インプラントの失敗の多くは1年未満に現れるといわれています。骨と結合する前に感染したり、骨結合がしっかりしてない状態で力が過分にかかったり……。1年を超えると長持ちが叶うのです」

「確かに、そうですよね……」

不安そうに目をきょろきょろさせる原口さんに続ける。

「でも、成功率も高いんですよ」

「そうなんですか？」

「インプラント治療を行う医院のレベルや部位によっても異なりますが、インプラント治療の成功率はおよそ97％といわれているんです。それに原口さん、あなたラッキーですよ」

「え？」

「だって、うちの医院に出会えたじゃないですか」

「え……？」

「うちなら、原口さんの望みを確実に叶えられますよ。ばっちりきれいにして、これからの人生を楽しめるようにすることを約束します」

「先生……」

　肩を震わせて泣きじゃくる原口さんの姿はまるで子どものようだった。そっと肩に手を置き、「大丈夫、僕に任せてください」となだめる。

「絶対に最高の歯にしますからね。ただ、インプラントは自由診療なので結構な治療費が掛かります。原口さんの場合、実際にいくらになるかはもっとしっかりと検査をしたうえで出させていただきますが……」

　私がしゃべり終わる前に、原口さんはバッと顔を上げ、大事そうに抱えていた鞄を掲げた。

「お金は、ここに500万円あります」

　思いがけない言動に驚きながらも、「確かに中身がそれなら大切に扱うな」と納得する自分もいた。しかし、よくそんな大金を持ち歩けたな、とも思う。本当に「藁にもすがるような思い」だったのだろう。

「私の両親……半年前に亡くなったんですけど、これ、遺産なんです。何に使おうかっていろいろ考えて、旅行の資金にするとか、孫のために取っておくとか、使い道はたくさん浮かんだんですけど、これは両親からの最後のプレゼントなんじゃないかって思ったら、私が今いちばん欲しいものに使おうって。それが、歯の治療だったんです」

「欲しいものは、新しい人生ということですか」

「……はい。これからも夫と一緒に楽しく笑って過ごせるように。孫ともごはんをおいしく食べられるように。新しい一歩を踏み出したいんです。『そんなに気になるなら、治療をしたほうがいい』と背中を押してくれた夫や娘たちに、しっかり恩返しをしたいんです」

顔を上げた原口さんの目には、意志が宿っていた。ほんの数十分前に診察室に入ってきた時の表情とは、明らかに違っている。

「新しい人生……手に入りますかね、私」

上目づかいで尋ねる原口さんに親指を立ててニッと笑って見せる。

「当たり前じゃないですか。誰が治療すると思ってるんですか」

「先生……ありがとうございます！」

深々と頭を下げた原口さんに、私はさっそく一つの提案をした。

「原口さん、インプラント治療のみにして、とりあえず『噛む』機能を回復させることもできます。でも、私は時間と費用がかかっても虫歯や歯周病の再発リスクが減り、定期的なメンテナンスで健康な歯を生涯維持しやすくなる『フルマウスリコンストラクション』をおすすめしたいんです」

「フルマウス……？　すみません、なんでしたっけ？」

「リコンストラクション、です。まだあまり浸透していない治療法なので、知らなくて当然ですよ」

私が笑って答えると、

「この年になっても知らない単語っていっぱいあるんですね」

と、茶目っ気たっぷりに原口さんが笑った。すっかり心を開いてくれているようだ。

フルマウスリコンストラクション「咬合再構成治療」――ただインプラントを埋め込むだけではなく、口腔内のほぼすべての歯の再治療を行い、正しい噛み合わせ、審美性や神経筋機構などを回復させる治療法だ。費用は確かに高額にはなるものの、長期的に考えると金銭的にも肉体的にも、負担は軽くなる。

「原口さんは、新しい人生を手に入れることがゴールだとおっしゃいましたよね」

「はい」

「一口腔単位の再構成治療をすることで噛み合わせが格段に良くなると、食べものがしっかり噛めるようになって食事が楽しくなります。噛み合わせが整うと、筋肉や骨格のバランスも整って、肩こりや高血圧などの体調不良が改善する場合もあるんです。見た目も美しくなるので笑顔や会話にも自信がもてるでしょう。そして〝ピンピンコロリ〟の実現にもつながる。だから、私はフルマウスリコンストラクションをおすすめしたいんです。新しい人生。第二の人生の幕を、原口さんの手で開けてほしいんですよ」

「分かりました」

原口さんは、驚くほどすばやく、間髪入れずに返事をくれた。

「先生がそう言うんなら、きっと間違いないと思うんです。それになにより、私のゴールはただ見た目を治して食べものを咀嚼できるようになるっていうだけではないので。目指しているのは『第二の人生』だから」

そう言ってまっすぐこちらを見つめる原口さんの目に、迷いはなかった。

「ありがとうございます。そう言っていただけるとうれしいです。一緒に、頑張っていきましょう」

「はい！」

原口さんの治療には1年半かかった。通常はもっと長くかかるが、治療を一気に進めることでできるだけ患者さまの負担を減らすのも私の治療方針の一つだ。

それでも患者さまのなかには、一度は「何度も通って疲れてきた」「終わりが見えない」「本当に良くなるのか」などと泣き言をこぼす方もいらっしゃるが、彼女は違った。むしろ「ここに来ると元気が出るから治療が楽しみで仕方がない」とうれしそうに診察を受けていたのだ。日に日に表情も声色も明るくなり、院内でもその変化ぶりに驚きの声が上がっていた。初めて会ったころの、おどおどしたあの感じは跡形もなく姿を消していたのだ。

こういった変化は、原口さんに限らず多くの患者さまに見られる。よく「憑き物が取れたみたいに心が軽くなった」「まるでパワースポットみたいだ」と声を掛けられることもある。もちろん、技術に力をいれているのもあるが、患者さま自身の前を向く力が強くなっているからだが――。

「先生……私、鏡を見るのが楽しくなっちゃったんですよ」

すべての治療を終え、ほっと安心したときの原口さんの顔は輝いて見えた。この瞬間、歯科医師になってよかったと実感する。

「自分をまっすぐ受け入れられるようになったということですね。いいことじゃないですか」

「なんか、顔が小さくなったというか、お肌にもハリが出てきた気がして……。主人も『きれいになった』って言ってくれるんです。なんだか、のろけてるみたいで恥ずかしいんですけど、心なしか前よりも私に対して優しくなった気もしていて……。ふふふ、おかしいですよね。別人になったみたい」

「おかしくなんかありませんよ。きっとそれは奥歯で物が噛めるようになって、咬筋が正しく活動を始めたことで垂れていた頬が引き上がったからです。フルマウスリコンストラクションによって、まるで美容整形をしたかのようなリフトアップ効果が得られたのでしょう。まさに天然の美容整形、エステですね」

その言葉に原口さんはけたけたと声を上げて笑った。

「今、こうやって明るく笑っている姿が本来の原口さんなんですよ」

「本来の……私」

満面の笑みでこちらを見上げると、

「私、生まれ変わった気分です」

そう言って、歯を見せて笑った。

「今の原口さん、すごくきれいです。まぶしいです。これから先、楽しいことがたくさんありますよ。きっと、今まで頑張ったご褒美ですね」

目尻が思わず下がってしまう。自分よりも年配のはずなのに、今目の前にいる原口さんが十代の少女のように見えるのだ。

「信じていれば必ず良いことがあるって、亡くなった両親がよく言ってたんです」

原口さんはハンカチを目元に当てながら続けた。

「正直にいって、もう歯医者は信じないって思ってました。どこに行っても嫌そうな顔をされていたの、分かったから。でも、最後に先生に出会えてよかった……。先生のことを信じてよかった。信じていたら良いことあるって、本当ですね。正直、もう諦めるしかないって思ったんです。でも、勇気を出してみて本当によかった。どん底から這い上がることができて、本当によかった……。ありがとうございます、先生」

おじぎをしたはずみに、原口さんの頬に一筋の涙が伝う。

「すみません……。うれしくて涙が止まらなくなっちゃいました。しかも、最近は一日に何回も鏡を見てしまうんですよ。前はできるだけ見ないように避けていたのに、買い物中にふとショーウインドウに映る自分の姿を確認してしまうんです。ああ、私ってこんな顔だったんだなあ。結構いけてるじゃん、なんて思ったりして……」

泣いているのか笑っているのか分からないくしゃくしゃの表情からは、幸せがにじみ出ている。

「良いと思います。原口さんがここまで変わったら、きっと周りの環境も大きく変わりますよ。旅先で見る景色も、食べるものも、何もかも。何かを変えたいと思ったら、自分が変わることがいちばんなんですから」

原口さんは今もメンテナンスで定期的に通っているが、会うたびに「この前はあそこに行った」「あれがおいしかった」と、うれしそうに話してくれる。まさに、歯科治療をきっかけに第二の人生を歩んでいるのだ。

解説

4

インプラントはどこまでできるのか

原口さんのようになくなってしまった歯を放置していると、残りの歯は新たにできたスペースに移動しようと倒れ込み、上の歯は下に伸び、下の歯は上に伸びていきます。結果、噛み合わせのバランスが崩れてしまい、やがて物が噛めなくなってしまうのです。また、噛み合わせの崩れはやがて虫歯や歯周病を引き起こしやすくなるため、一刻も早く治療をする必要があります。

そこで、**インプラント**の出番です。

インプラントは、該当部位に麻酔をかけ、歯茎の粘膜を剥がしてドリルで骨に穴を開けてネジ＝インプラント体をはめ込みます。正しい位置に固定されたことを確認できたら、剥がした粘膜を元に戻し、歯茎を縫い合わせて最初の治療は終了です。だいたい6～8週間でインプラントと骨が結合するので、そこに人工歯を装着するというのが一連の流れです。

原口さんに話したように、インプラント治療は確かに高額です。そのため、特別な治療だと思われがちですが、最近ではごく一般的な治療になりつつあります。なかでも

・しっかり噛める歯が欲しい
・自然な見た目にしたい
・違和感はできるだけなくしたい
・周囲の歯に負担を掛けたくない
・長持ちする治療法がいい
・若い頃の自分を取り戻したい

と考えている人におすすめです。

もちろん、インプラント以外にも、失った歯を治療する方法はあります。例えば「**入れ歯**」です。

入れ歯は取り外し式のものを指します。歯が抜けた本数に応じて部分入れ歯、あるいは総入れ歯を選択します。メリットは、「保険適用内で作れるので比較的安価」「短期間で作

ることができる」「壊れても修理ができる」というところでしょう。

一方で、デメリットは「違和感が強い」「噛み心地が弱い」「歯茎と入れ歯の間に食べカスが詰まりやすい」「取り外しや洗浄が面倒」「噛む力が弱くなるのに比例して顎の力も弱くなる」ということが挙げられます。また、入れ歯を上顎に装着していると味を感じる「味蕾（みらい）」の妨げになるので本来の味を１００％楽しむことができません。濃い味付けを好む高齢者の多くは入れ歯である、ともいわれているのです。

入れ歯の形態にもよりますが、例えばピーナッツをかみ砕く力は入れ歯の場合だと天然の歯と比べて10分の1～5分の1ぐらいだともいわれています。また、入れ歯はどうしても噛む力が弱くなるので、顔面の筋肉が衰え、実年齢より老けて見える可能性があります。さらに、口臭のリスクが高くなる恐れもあるのです。

次に「**ブリッジ**」です。

抜けてしまった歯の両隣の歯を削り、その名のとおり橋を渡すようにしてつながった人工歯を被せる治療法が「ブリッジ」です。良い点は「短期間で作ることができる」「保険適用内でできるので安価」「自費のセラミックのブリッジで見た目も機能も回復」「ゴールドのブリッジで長持ちと機能を回復」というようなことが挙げられますが、欠点として

図表13　インプラント・入れ歯・ブリッジの比較

	インプラント	入れ歯	ブリッジ
取り外し式 or 固定式	術者可撤式	取り外し式	固定式
違和感	ほぼない	大きい	少ない
周囲の歯への影響	ほぼない	大きな負担がかかる	大きな負担がかかる
天然歯と比較した噛み心地	同等	3割程度	同等
清掃の容易さ	普通	外して洗うのが面倒	難しい
見た目	良い	部分入れ歯だと金具が見えることがある	保険適用で治療した場合、あまりよくない
耐久性	約9割が10年以上	5～6年	5～6年
治療期間	数カ月	1～2カ月	1カ月
手術の有無	有	無	無

「健康な歯まで削らなければならない」、「ブラッシングが難しい」ということが考えられるでしょう。

インプラントはデメリットがないかというとそうではありません。「手術が必要」ですし、「残っている骨が少ないと治療が難しい」「治療期間が長くかかる」「全身疾患があった場合できない可能性もある」「チタンの金属アレルギーがある人はできない」「喫煙者は成功率が極端に低くなる」といったマイナス面ももちろんあります。

また、インプラントは人工歯のため虫歯にはなりませんが、メンテナンスを怠ってインプラント周辺に歯石やプラークが付いてしまうと、そこから細菌感染を起こす可能性は大いにあります。これが、「**インプラント歯周炎**」です。しかも、インプラントには神経が通っていないため気がついたときには症状がかなり進行してしまっていることが多いのです。歯周病の10〜20倍の速さで悪化していくともいわれています。

このように、それぞれに長所、短所があります。治療法を選ぶ際には特徴をきちんと踏まえて自分には何がベストな選択かをしっかり考えましょう。

〈デンタルIQアップ㉒〉

インプラントはCT撮影ができる医院を選ぶべし

ストーリー内で、インプラント治療の事故について触れました。

2007年、東京都の某医院で手術を施された女性が、術中に動脈を損傷し、死亡したというケースです。原因の一つとして、「下顎臼歯部分へのインプラント手術において、正しい骨の位置をCTによる検査で把握できていなかったからではないか」といわれています。

もちろんレントゲン撮影だけでインプラント治療を行うこともできるのですが、CTを使ってしっかりと動脈の走行を確認したほうが安全性は高まります。CTは従来のレントゲンと異なり、骨の形状や神経血管が通っている管（硬組織）の位置などインプラント施術に不可欠なさまざまな情報を、立体的に把握することができるからです。

私は、さらにCTで得た情報をソフトに取り込んで実際にインプラント埋入をどのように行うかを、コンピューター上でシミュレーションします。ドクターの経験や勘はもちろん重要ですが、それに加え、データに基づいた事前シミュレーションの徹底が人為的ミスを可能な限り排除し、安全確実なインプラント埋入を実現できると考えているからです。

インプラント治療をどの病院で頼んだらいいのか迷ってしまう……という方は、まずそこがどれだけ器具にこだわっているかを調べてみましょう。

また、インプラント治療に限った話ではありませんが歯科医院を選ぶ際は「滅菌」にどれほど手間を掛けているかも重要なポイントです。歯茎に菌が入ってしまうと、別の病気を併発する恐れがあるからです。

もちろん、日本歯科医学会は「オートクレーブ」といって、高温で病原菌を死滅させる「滅菌処理」を推奨しています。

しかし、歯を削る際に使用する「ドリル」をどのように処理してるかを厚生労働省が2017年に調査したところ、使うたびに滅菌処理している歯科医師が64％と多数を占めたものの、「薬液消毒」が20％、「洗浄のみ」が13％、「滅菌」が3％という結果でした。

実は、現在の歯科医療制度では十分な滅菌処理コストは算定されていないため、滅菌処理は個々の歯科医院の倫理観やコスト負担にかかっているというのが現状なのです。患者側からすれば、どのような方法で自分の口の中に入ってくる機械が消毒されているかなんて見ても分かりませんよね。では、どうやって選択するべきなのか。

滅菌に力を入れている歯科医院の場合はホームページや医院の受付などで大きく打ち出していることがほとんどなので、そこに着目してみてください。ちなみに、私は治療する院と別に滅菌だけを行うための「**滅菌センター**」を完備し、滅菌だけを行うためのスタッフを常に2人常駐させています。デリケートな治療を扱っているのですから、ここまでやることで安心感と安全を提供できますね！

〈デンタルIQアップ㉓〉

高齢でもインプラント治療は可能

インプラントはまず骨と結合することが第一条件なので、顎の骨の成長期が終わってから行うほうが望ましいとされています。つまり、成長期にインプラントを入れたあとで顎が発達してしまうと再手術が必要になるのです。

一方で、年齢が高くなり過ぎると、骨の結合に時間がかかってしまいます。そのためなかには「私なんかは入れ歯で十分だわ」とインプラントを諦めてしまう人もいますが、とんでもありません。

一概に「何歳以上が」ということはいえませんが、私の臨床経験をたどれば、80歳を境に骨結合にかかる期間は通常の2倍ぐらいになると考えています（オステルという骨結合を数値化する機械で測った場合）。

しかし考えてみてください。年齢が上がると、骨折した箇所の治癒に時間がかかることは周知の事実ですよね。インプラントもそれと同じことです。

また、高齢の方のなかにはあまりにも歯の炎症が進んでしまい、インプラントを入れるための骨が足りないというケースもありますが、だからといって処置ができないわけではありません。これもまた時間はかかりますが、別の箇所から骨を移植したり造成したりすることで十分対応できます。いずれにしても治療期間が長くなるだけで、高齢だからといってインプラント治療ができないというわけではないのです。

もちろん、高血圧症や心臓、呼吸器系などの既往歴があったり、血液を固まりにくくする薬の服用をしていたりする場合はリスクが高くなることもあるので、まずはしっかりと歯科医師と話し合い、ベストな治療法を選択してください。

〈デンタルIQアップ㉔〉

インプラントは永遠ではない

口腔内の細菌のコントロールと噛み合わせなど力のコントロールがうまくいっていれば、半永久的に使用できるのがインプラントです。これが入れ歯やブリッジとは大きく異なる点でもあります。しかし、一方で口腔内が劣悪な環境であればどんなに高いお金をかけて入れたインプラントでも短期間で失う場合もあります。当たり前ながら、これはどんなに技術が進んでも「天然歯」と同じにはなりません。

もちろん、噛むという機能においては同レベルではあるものの、定期的なメンテナンスを受けなければ経年劣化が早まるのは当然です。

インプラントだけではなく、入れ歯や詰め物、被せ物すべてにいえることです。また、もしもインプラントをはじめとする詰め物が外れてしまった場合は、決して素人判断で再び元の場所に瞬間接着剤などで戻してはいけません。外れた箇所から細菌感染を起こして口腔内全体に菌が回ってしまった場合、いじらずに済んだ天然歯にまで悪影響を及ぼす危険性があるからです。

〈デンタルIQアップ㉕〉

原因そのものを治療する「フルマウスリコンストラクション」

私は「歯が抜けたところに、単にインプラントを埋めるだけの治療」はあまりおすすめしていません。多数欠損によるインプラント治療の際には、原口さんのように「**フルマウスリコンストラクション**」を勧めています。フルマウスリコンストラクションとは、噛み合わせや顎位、歯周病の原因そのものを根本から治す「咬合再構成治療」のこと。アメリカの歯科医師であるビバリー・マッカラムとハーベイ・スタラードが１９２０年代に提唱した、歯だけでなく一口腔単位の治療を考える「ナソロジー」が起源だといわれています。

原口さんのように、長年放置されてボロボロになってしまった歯は単純にインプラントを入れるだけでは意味がありません。虫歯にかかっている歯、炎症を起こしている歯茎、それらすべての原因を取り除き、さらに噛み合わせをしっかり治すことでようやく、「すべての治療が完了した（あとは定期的なメンテナンスのみ）」といえるのです。

例えば、柱が歪んで傾いた家は、表面だけをリフォームしても意味がありません。しばらくは「きれいな家になったね」と家族で喜んでいても、徐々にほころびが出始め、結局スタートに戻ることになるでしょう。口の中も同じで、どれだけインプラントを入れて見た目がよみがえったとしても、炎症や原因が残っているままではいずれまたボロボロになってしまうのです。

もちろん、フルマウスリコンストラクションは時間も費用もかかります。しかし、これにより虫歯や歯周病の再発リスクが減り、定期的なメンテナンスだけで健康な歯を生涯維持しやすくなるのだとしたら、長期スパンで考えると治療費の負担は軽くなります。

また、噛み合わせが良くなると、原口さんのようにしっかりと噛めて食事が楽しくなるのです。なかには筋肉や骨格のバランスが整って肩こりや高血圧などの体調不良が改善したという人もいます。ほかにも、小顔になったり、姿勢が良くなったり……プロゴルファーの患者さまからは「距離が10ヤード伸びた」という声を聞いたこともあります。また、笑顔に自信をもったことが生き方にまで波及し、人生を成功に導けたと言ってくださる患者さまは数えきれないほど。こうして治療を通して人生に変化があった方々の紹介で輪が広がっているのを日々感じています。

《COLUMN》

仕事ができる人ほど歯に関心をもっている人が多い⁉

厚生労働省が平成30年に3268世帯に「国民健康・栄養調査」を実施しました。公表された結果を見てみると、「歯の本数が20歯未満」と回答した割合は、世帯の所得600万以上が男性が18・9％、女性が21・6％だったのに対し、世帯の所得200万円以下の場合は男性30・2％、女性29・8％と全体的に増えていることが分かります。

また、図表14は雑誌「プレジデント」で、ビジネスパーソン500人に実施したアンケート調査結果です。これによると、定期的に歯科クリニックに通院しているビジネスパーソンの割合は、世帯年収1000万円以上では81・8％にものぼった一方、世帯年収600万円未満の場合は46・1％とおよそ半分も差がついています。

これらの結果を見て「やっぱり収入が高い人は違うな」と思うでしょうか。

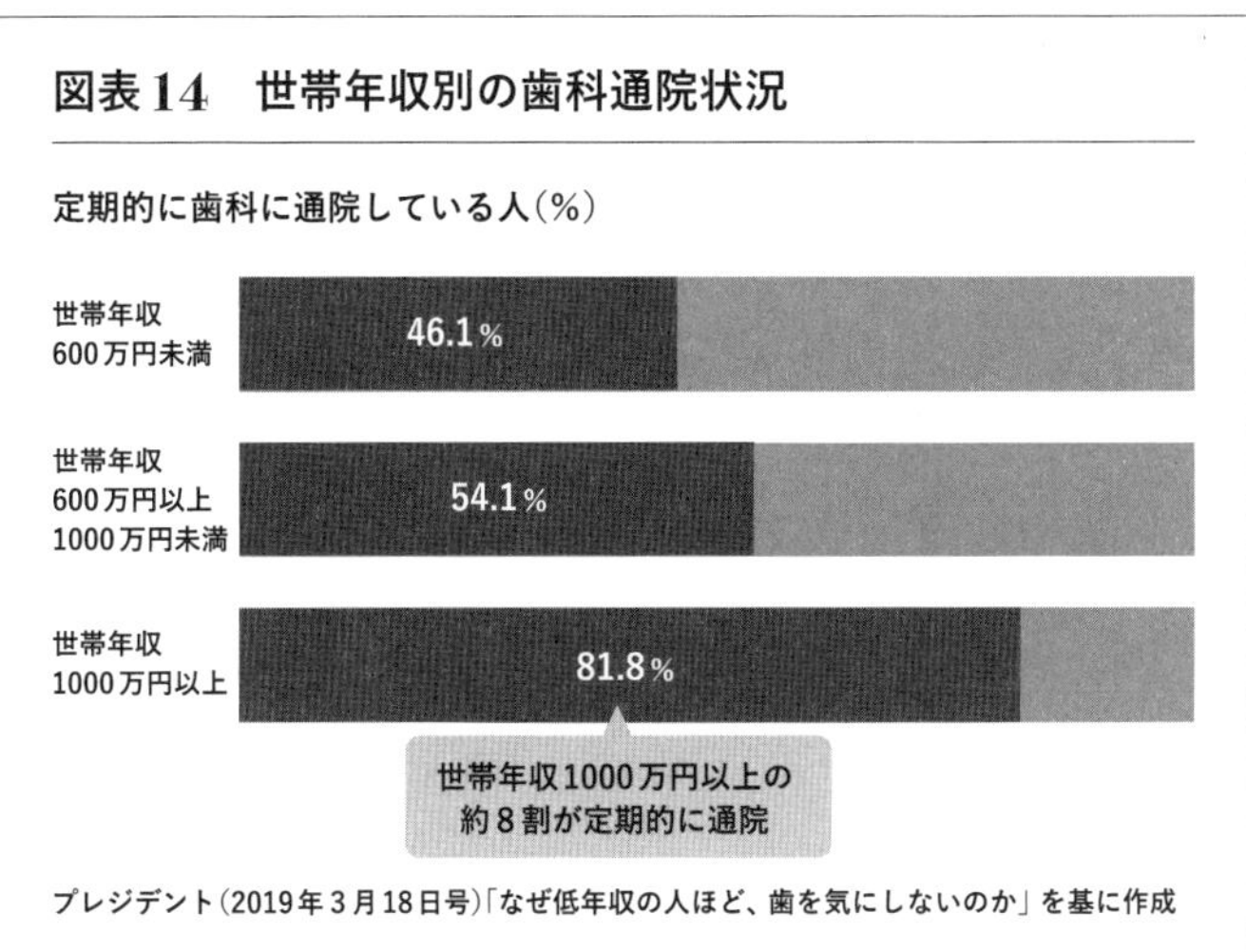

よく「仕事が忙しくて歯医者に定期的に通うなんて無理だ」と言う方がいますが、では高収入の人は忙しくないから通院ができて、お金があるから歯を20歯以上残すことができているということでしょうか。

私の患者さまのなかには日々忙しくされている方がたくさんいらっしゃいますが、皆さん仕事やプライベートの予定を調整し、毎回治療やメンテナンス、定期検診などの予約を入れています。もちろん急な痛みで来られる方もいらっしゃいますが、定期的にメンテナンスをしているので突然痛み出して大慌てで病院へ駆け込むという可能性は少ないというのもあります。

私は彼らは「収入が高いから定期的に通院できている」のではなく、「定期的に通院をしている生活スタイルだからこそ、結果的に高収入なのだ」と考えています。仕事ができる人というのは、目先のことだけにとらわれずに先を読む力をもっています。つまり、仕事があるからこそメンテナンスや定期検診の予定を先に組み込み、周りに支障が出ないよう自己管理を徹底しているというわけです。目先のことばかり気にして「忙しい、忙しい」と言っている人と、先の予定まで見越している人、どちらが成功する確率が高いかは、はっきりしていますよね。

そもそも、なんのために仕事を頑張っているのでしょうか。「不健康になりたくて働いている」という人はいないはずです。ほとんどの人は生活のためでしょう。それなのに、自分の健康のためには時間を創出していない人が多いと感じます。少々乱暴な言い方に聞こえるかもしれませんが「仕事があるから定期的な通院ができない」という人は、一生虫歯や歯周病に振り回される人生を自ら選んでいるようなものなのです。

定期的な通院は、人生への投資ともいえます。もしもあなたが「ビジネスパーソンとして成功したい」とか「今よりさらに幸せになりたい」などという目標をもっているのだとしたら、まずは「歯」を大切にするところから始めてみませんか？

第3章

歯科治療であなたの人生は劇的に好転する

歯科治療を怠っても人生は変わってしまう

夫や子どもの前で口を閉じ続け、表情が暗かった女性が、大きな口を開けて幸せそうに笑う。生きるのをやめてしまおうとさえ考えていた男性が、会社を立て直し、再び前を向く――。第2章の物語は、実際に私の患者さまに起きた変化をベースにしています。デンタルＩＱを高めて自身の歯と徹底して向き合う方々の間では、時としてこんな素敵なドラマも生まれているのです。

では反対に、もしも治療に意識が向かないまま日々を過ごしてしまったらどうなるでしょうか。

身体のＳＯＳを無視し続けてしまったがために人生が大きく変わってしまった、ある一人の男性を紹介します。

35歳独身。営業職に就いている渡辺裕也さんは順調に業績を伸ばし、上司から高い評価を受けるようになっていました。さらに認めてもらえれば、間違いなく昇格できる。そんな期待を胸に、遅くまで残業をする日々を続けます。「食事に時間をかけていてはもったいない」。いつしか裕也さんの食事は、片手でさっと食べられるコンビニのおにぎりやパン、ファストフード、そして缶コーヒーばかりになっていました。

そんなある日、異変が起きます。奥歯に鋭い痛みを感じたのです。しかし、裕也さんは市販の痛み止めを飲んでやり過ごしました。「歯医者は予約をしなければ診てもらえないし、仕事が忙しくて通院する余裕なんかない。とりあえず薬を飲めば痛みは和らぐし、どうせ虫歯だろうから、歯磨きをしていればそのうち治るだろう」。そう言い聞かせ、1カ月ほどが経ちました。すると——。

「ん？」

次に鋭い痛みを感じたのは、歯ではなく頭でした。「パソコン画面の見過ぎかな」と、またも痛み止めで気を紛らわせるも、歯の痛みと頭痛が交互にやってくるようになると仕事もろくに手がつきません。業績は下がり始め、次第に周囲の人が心配するほど裕也さんの顔色は悪くなっていきました。

「お前、なんかおかしいよ。いっぺんちゃんと検査してみろ」

上司から声を掛けられ、ここでようやく大学病院へ行った裕也さん。なんと、下された診断は「脳静脈血栓症」でした。放っておくと次第に脳が壊死し、死に至る恐ろしい病です。当初、医者から病名を聞かされたときに裕也さんは「不摂生な生活をしていたからだ」と思っていましたが、実は検査の結果、血栓から発見されたのは「歯周病菌」でした。そう、あのとき感じた歯の痛みこそ、裕也さんの身体が発したSOSだったのです。

その後、裕也さんは会社を退職して治療に専念。なんとか一命はとりとめたものの、さまざまな後遺症があり、できることは限られてしまいました。

もしもあのとき、仕事を調整してでも歯科医院を受診していたら――裕也さんは当時の自分の判断をいまだに後悔しているといいます。

虫歯というと、「頬が腫れている様子」を多くの人がイメージするかと思いますが、実は頬が腫れるまで虫歯や歯周病が進行しているということは身体に菌が回っている証拠なので非常に危険です。痛み止めなどを飲んで放っておくと、やがて口が開かなくなってしまうということもあり得ます。たかが歯医者、されど歯医者。このように、歯科治療を怠ったがために人生が悪いほうへと向かってしまう人は、意外とたくさんいるのです。

歯をなくすことは身体の一部を切断することと同義

昭和の漫画やギャグアニメでは、怒ると口の中から入れ歯が飛び出てくるおじいちゃんやおばあちゃんが描写されることがよくありました。また、昭和に限らず、入れ歯の洗浄剤のテレビCMでは決まって高齢者の方が出演しています。そのため、お年寄りになったら入れ歯を装着するというイメージが多くの人のなかに定着しているように見えます。「歯がなくなれば入れ歯にすればOK」とか、最近では「ちょっと高額だけどインプラントをすれば元どおりになる」と考えている人が多いのではないかと感じてしまいます。

しかし、これは「とんでもない」誤りです。

歯は爪とは異なり、一度削ったり抜いたりしてしまったら、**二度と再生することはありません**。つまり、歯をなくすということは腕や足を切断することと同じくらいの衝撃だと思ってほしいのです。それなのに「年を取ったら歯がなくなるのは当たり前」かのように受け入れられている現代社会……。無理もないでしょう。デンタルＩＱが低い状態では、歯がなくなることがどんなに恐ろしいのかが想像できないからです。

まず、歯の「役割」について考えてみましょう。

歯は食べものを噛み切り、砕き、すりつぶします。これらが機能できなければうまく食事を飲み込めず、消化しにくくなってしまいます。

野生の動物の多くは歯がなくなると咀嚼ができなくなり、餓死してしまいます。人間は調理法次第で歯がなくても飲み込めるようなやわらかい料理を作ればなんとかなりますが、歯が生え揃っている人と比べれば食べられるものが限られてしまい、栄養が偏ることは間違いありません。栄養が偏った食事をしていれば、寿命は短くなってしまいます。

また「噛む」という行為は脳への刺激にもなっています。その証拠に、よく噛むことが認知症予防につながるという研究結果がたくさん出ています。

さらに、歯の役割は食べることだけではありません。

あまり意識をしたことがないかもしれませんが、実は人は言葉を発する際に歯を使っています。特に「サ行」は「歯擦音」といい、前歯をこすりあわせ、そこから息が漏れることで発音できています。また、「ハ行」や「ラ行」は奥歯が抜けると非常に発音しにくくなるのです。

80歳になっても28本の歯を残せる

とはいえ、日本にも「歯を大切にしよう」という動きは少しずつ出てきていて、年々虫歯の数は減ってきています。

「**8020運動**」を聞いたことがあるでしょうか。

1989年から、当時の厚生省と日本歯科医師会が「80歳になっても20本以上自分の歯を保とう」と推進している運動です。20本以上あれば、食生活に不便は出ないとのことから「いくつになっても自分の歯で食べる楽しみを味わえるように」との願いを込めて始まった動きです。

通常、大人の歯は全部で28本（親知らずが生えている場合は32本）で、これらには寿命があるとされています。厚生労働省の平成11年歯科疾患実態調査によると、歯の平均寿命は約50〜65年。なかでも奥歯が最も短命で、前歯よりも先に抜けてしまうことがほとんどです。

それを踏まえると、確かに80歳で20本も自分の歯を残すことができれば優秀といえるのでしょう。しかし、私はこれからは「8028運動」、つまり80歳になっても28本すべての歯を残すことを推進すべきだと考えます。

日本の平均寿命は男性81・41歳、女性87・45歳（厚生労働省2019年簡易生命表）と世界トップクラスを誇り、さらに100歳以上の高齢者は8万人（厚生労働省令和2年9月15日「Press Release」）を超えています。多くの人が寿命よりもうんと長生きしているのです。さらに、国勢調査が始まったころと比べると平均寿命は約40年延びていることも分かります（厚生労働省第22回生命表）。生活の質が上がることでこんな変化が起きたのだとしたら――口腔内（虫歯と歯周病）の管理がピンピンコロリや老いなき世界の創造につながるはずです。

そして、それは歯も同じ。しっかりと小さなうちから予防歯科の大切さや歯の重要性を学んでデンタルIQを高めれば、8028を実現し、歯を一生ものにすること（インプラントも含む）も夢ではないと思うのです。

頭痛や肩こりなどが治らないときは「歯」を疑う

「最近、肩こりがひどくて横になってもしんどい」
「風邪でもないのに、頭痛が続いている」
「内科、眼科、耳鼻科、心療内科……さまざまな病院にかかっても一向に良くならない、めまいに悩まされている」

そんな「原因不明」の不調があるときには、「歯」や「噛み合わせ」を疑うことも必要かもしれません。

例えば、肩こりが治らないことの原因として考えられるものの一つに「歯の噛み合わせ不良」があります。左右の噛み合わせのバランスが崩れていると顎から肩につながる「広頸筋」に負担がかかり、緊張が生じてしまうのです。事実、噛み合わせを矯正やフルマウスリコンストラクションで正した人のなかには、「あれだけ肩こりがつらかったのに嘘みたいにすっきりした」と言う人もいます。

また、噛み合わせが悪いがために顎が後方にずれ、耳管や三半規管、その周囲の組織が圧迫されることで耳鳴りやめまいが発生してしまうケースもあります。

皮膚が荒れたり乾燥肌が悪化したり、アレルギーが治療でも治らないといった場合には、歯の詰め物を診てもらいましょう。もしアマルガム（銀歯）を使っていたら、原因はそこにあるかもしれません。

海外ではずいぶん昔からアレルギーや肝機能障害の原因になると問題視され、日本でも2016年にようやく特定保険医療材料から除外されました。めまいや耳鳴り、頭痛や肩こり、アレルギーなどで長年苦しんでいるという場合は「アマルガム除去」を謳う歯科クリニックを受診してみてください。現に、詰め物を取り除いたらアレルギー性皮膚炎の症状が和らいだという報告も多数発表されています。

アマルガム以外にも、ブリッジや入れ歯など、あらゆる歯科治療で金属が使われています。もちろん安全性が確認できており、国によって認められているものしか使用していませんが、実はこれらが原因で「歯科金属アレルギー」を発症する人もまれにいます。例えば、治療後に口内炎ができやすくなったり味覚に変化が起きたりした場合には、歯科金属アレルギーの疑いがあるため、念のために検査してみることをおすすめします。

また、食事中に銀紙を噛んだときのような電気が流れる痛みを感じることもあります。

この痛みは「ガルバニー電流」といって歯科金属が関係している可能性がありますから、この場合も一度受診をしてみるといいでしょう。

幸せになるために歯科治療を

何度もお伝えしてきているとおり、私たちが目指す歯科医院は、虫歯を治すだけの場所ではありません。

例えば「歯を白くしたい」「若々しく見えるように、歯茎の色を戻したい」など機能的に問題がなくても見た目を美しくする「美」を求めて医院を訪れる方もいます。それは決して贅沢なことではなく、**自分の自信**をつくるためにも非常に大切なことです。美容室に行って身だしなみを整えることやエステに行って美貌を保ったり若返りを求めたりすることとなんら変わりはないのです。

そうして美しい歯を手に入れた方の、心からの「うれしい！」という笑顔を、これまで数えきれないほど見てきました。もちろん審美歯科に限らず、治療を終えた方は内側から湧いてくる自信がそうさせているのか、皆さん一様にキラキラと輝いています。

私は、歯科医院はそんな「笑顔」を生むところでもあると思うのです。虫歯を治したら痛みから解放された。歯並びを矯正したら写真に撮られることが好きになった。インプラントを入れたら食事が楽しくなった——治療の先にはすべて「**笑顔**」があります。歯科医師は、そんな最高の笑顔を見るために日々患者さまと向き合っているのです。

そして、歯科医院は健康を求めに行くところでもあります。私は、一人ひとりが健康で、誰かの世話を受けることなく長生きができる〝**老いなき世界**〟を、歯科治療によって実現できると思うのです。人生100年時代といわれる今、健康寿命と寿命の差を少なくし、ピンピンコロリが当たり前の日本にすることは可能です。歯科治療は歯周病が原因の一つに考えられる新生児の低体重症から高齢者のアルツハイマーまで、すべての健康に寄与できると考えます。

ですからどうか「歯科治療」をマイナスにとらえず、「**自分が幸せになるために**」必要なものだと分かっていただければこれほどうれしいことはありません。

歯科治療には、人生を明るく楽しく変えていける力があると、私は信じています。さあ、幸せになるために、歯科医院の扉を開きましょう！

第4章

最高の口元を手に入れ人生を好転させた人たち

歯科治療は「自信」をつくる！

治療を終えた患者さんが「自分の歯じゃないみたい！」と喜ぶ表情を見るのを、私はなにより楽しみにしています。「どこの歯医者さんからも治療はできないと言われた」「歯が抜けてしまって生活がしにくい」と、がっくりと肩を落としていた患者さんからとびきりの笑顔が飛び出すと、この仕事をやっていてよかったと心から思うのです。

そして同時に、「歯」がきれいになると自然と自信がつくのだということを改めて感じます。「笑顔を褒められるようになった」「自分の歯で食事ができるのがうれしい」「若く見られるようになった」など、私のもとにはたくさんの患者さんたちの声が届きます。年齢に関係なく、歯科治療をきっかけに新たな人生を切り拓いている方が、本当にたくさんいらっしゃるのです。何歳になっても自信は取り戻せるし、楽しく笑顔で過ごすことはできるのだと、私自身も力をもらう日々です。

ここからは、実際に私の治療を経験した6人の方の声を紹介します。「**歯科治療は人生を好転させる**」のだということを、リアルに実感していただければ幸いです。

〈実際の患者さまの声①〉

笑顔を褒められるようになった

（30代女性・元ファッション雑誌モデル）

もともと歯が弱くて、中学生の時点で前歯にはすでに被せ物をしていました。形も色も均一じゃなくて、それがずっとコンプレックスで……。そんななかで、ファッション雑誌の専属モデルに選ばれたので、より歯が気になるようになったのです。歯を見せて笑うと批判されるかもしれないと思って、ずっと口を閉じてほほえむ写真ばかり撮ってもらっていました。

どうしたらいいんだろうと悩みに悩んで「色が白くなればきれいに見えるかも！」と、ホワイトニングに通いつめたこともあります。でも、根本的な問題は何も解決しないんですよね。

安岡先生のことを知ったのは、「この世界で生きていこう」と決めた頃です。当時は映像の仕事も増えてきていたので「写真と違ってごまかしがきかない」という焦りもありました。

先生は、私の歯を診るなり「私なら絶対に治せます」と言い切るだけではなく「笑ったときにこのくらい歯が見えていたほうがきれいだから」と、笑ったときの表情までしっかり考えて、治療を進めてくださったのです。治療はトータルで1年ほどかかりましたが、コンプレックスがなくなって自信がついたからか、仕事の幅が一気に広がったという実感があります。なにより「笑顔が素敵」という最高の褒め言葉をたくさんもらうようになりました。20代の頃は若さだけで押し通せても、30代になったら生き方や性格が表情に出てくると思うんです。笑顔って、内面からにじみ出てくるものでもあると思うので、やっぱり笑った顔を褒められるのはうれしいですね。

夫も初めて出会ったときに「笑顔がかわいいね」と言ってくれたんですよ（笑）。

私にとって歯科治療は、まさに「人生が拓けたとき」ですね。

〈実際の患者さまの声②〉
普通に生活できることの喜びを知った
（50代女性・主婦）

私、歯医者にはいいイメージがなかったんです。

以前は定期的に通うようにしていたのですが、そこの先生がすごく怒る人で、だんだん行くのが怖くなってしまって……。働き出して時間がとりにくくなったこともあり、かれこれ20年は歯医者にかかることはありませんでした。歯が痛い感覚もなかったし、それでいいと思っていたんです。

でも、あるとき突然前歯が抜けてパニックに陥りました。駆け込むようにして向かったのが、近所にあった安岡デンタルオフィスです。「なんでこんなになるまで放置したんですか」と怒られるだろうな……と、憂鬱な気持ちでいると、先生は開口一番に「大丈夫、まだ間に合いますよ」と力強く言ってくださいました。その言葉に、心から安心したのを今でもよく覚えています。

現在も治療真っただ中でまだ完治とはいえないのですが、ここではスタッフの皆さんがとても優しく接してくださるので「通いたくない」と思ったことは一度もありません。それに、歯磨き指導をしっかりしてもらえるので、最初は磨き残しが50％ほどあったのが、最近では10％にまで減ったんです。医院全体の雰囲気もとても良くて、治療中も笑いっぱなしですごくリラックスできています。

なにより、安岡先生に出会えたことで以前はそんなに歯のことなんて考えていなかったのですが、一度前歯が抜けたショックはすごく大きくて、「歯が当たり前にあって生活できることが、どれほど幸せなのか」ということに気づきました。将来、入れ歯をする人生は送りたくないので、今のうちからしっかりと歯を大切にしていきたいと思います。

安岡先生の「まだ間に合いますよ」という言葉を信じて。

〈実際の患者さまの声③〉

きれいな歯は財産になる

（60代女性・主婦）

大阪に越してきて4年間、どこの歯医者さんに定期検診を受けに行こうかなと考えているうちに、奥歯に違和感を覚え始めました。何年か前に治療をした歯が、グラグラと動き出すようになったのです。叔母に相談をしたところ、安岡先生を紹介してもらいました。

私は「奥歯の悪くなってるところだけ治して！」という気持ちで先生のところを訪ねたのですが、先生は私の歯を診ると「顎関節症も治したほうがいい」と言って、もしもこのまま放置をしているとどうなるのかを、しっかり説明してくださいました。でも、顎関節症って100％治すことはできないと言われているじゃないですか。だから、とりあえずは奥歯の痛いところが治ればいいですと、私は伝えていたんです。

でも、治療を重ねるたびに先生がいろんな説明をしてくださって、最後には「時間もお金もかかるけど、責任をもって全部治しますから」と言ってくださって。先生と会うたびに歯の知識が少しずつ身についていったこともあり「歯がきれいなことは財産にもなるから、やろう」と決意しました。

トータルで2年くらいかかったのですが、今では顎関節症の症状はすっかりなくなって、サンドイッチが気軽に食べられるようになりました。顎を動かしても「カクッ」という音がしなくなったのです。噛み合わせがよくなったからか、ほうれい線が消えたのもうれしかったですね。

年齢を重ねるとどうしてもシミやシワが増えてしまうものです。

女性の多くは美容アイテムやケアにお金をつぎ込みがちで、美容整形を始める人もいますが、なにより口元にお金をかけることこそが確実な投資だと思っています。今の私にとって、歯科治療はなくてはならないもの。これからも安岡先生には一生お世話になります（笑）。

〈実際の患者さまの声④〉

自分の歯で食事ができる幸せを取り戻した

（60代女性・主婦）

子どもが幼稚園生くらいのころでしょうか。自転車で事故を起こしてしまって、前歯を失ってしまったんです。部分入れ歯で生活をしていたのですが、これがどうにも合わなくて……。両親の介護もあり、なかなか歯医者に通えずにいました。

食事も小さく切れば噛めないこともないし、このままでもいいか、とさえ思っていたのです。でも、次第にその生活にも不調が出てきて、これはいよいよどうにかするしかない、と。

ところが、どの歯医者に行ってもお手上げ状態だったんです。「この歯にインプラントを入れるのは危険ですよ」と言われるばかりで、どうしたらいいんだろうと八方ふさがりのような状態でした。そんなときに、通勤時によく前を通る歯科医院のことを思い出したのです。インプラント治療を打ち出していたので、もしかしたらここなら悩みを解決してくれるかもしれない——藁にもすがる思いで、安岡先生のもとを訪ねました。すると、先生は一言も「これは難しいなあ」なんて言わずに「任せてください」と自信たっぷりに言ってくださって、うれしくて思わず号泣してしまいました。

治療をしてよかったと感じることはたくさんありますが、なにより自分の歯で食事ができることですね。これまで家族の食事とは別で、自分が食べられるやわらかいものを用意していたのですが、今ではその必要がない。ステーキだっておせんべいだって、平気で食べられます。大きな声で笑えるようにもなりましたし、心なしかよくしゃべるようになって夫婦の会話も増えたように思います。

今は新型コロナウイルスの影響により、まだあまり旅行ができるような情勢ではありませんが、落ち着いたら主人と一緒に旅行に出かけておいしいものをたくさん食べたいですね。

〈実際の患者さまの声⑤〉

常に若々しくいたいから、決断した

（70代男性・不動産会社経営者）

私の歯は、安岡先生に出会う前からほぼ差し歯を入れていたんです。ところが、60歳を過ぎてからその歯が頻繁に落ちるようになってきました。それまではなじみのある歯科医院に長年通っていたのですが、もしかしたら別のところで診てもらったほうがいいのかもしれないと思い、知り合いに紹介されたのが安岡先生でした。

最初に驚いたのは、設備が充実していることでした。新しい医療機器がたくさんあって「ここなら今まで分からなかった不良部分が明らかになるかもしれない」という説得力がありました。そしてなにより、安岡先生の技術と知識です。私の口の中を見た瞬間に「こうしたほうがいい」とずばっと言ってくださり、「先生に任せよう」とすぐに心は決まりました。

結果的に、インプラントは13本入れました。治療を終えた今、心からやって良かったと思えます。私は歯以外にも髪の毛や肌など、見た目のケアに力を入れているんです。なぜなら、常に若々しくいたいから。インプラント治療は時間もお金も確かにかかりましたが、やっぱり、歯がきれいだと初対面でも「良い印象」を与えられるんです。人相ががらっと変わるんですよね。もちろん、噛み合わせが治ったことで噛み切れなかったイカが食べられるようになるなど、機能面での変化もたくさんありましたよ。

「インプラントを入れた」と言うと「お金があっていいですね」と返ってくるのですが、お金の有無はさほど関係ないと思っています。重要なのは、自分の決断力。私は、常に若々しくいたいから、治療を決断した。それだけです。もちろん、治療をして終わりではなく、この歯を維持するためにも毎日のケアは欠かせません。時々「面倒くさいな」と思うことも、もちろんありますが、これからも「継続」していきます。

〈実際の患者さまの声⑥〉

自分の歯で食事ができる……まさに「生活革命」

（70代女性・主婦）

小さいころから歯が弱く、トラブルが絶えませんでした。中学生の頃には前歯を2本折ってしまうアクシデントまであり、10代で入れ歯治療を受けています。でも、当時の歯科治療は今ほど発展していなかったこともあり、すごく違和感のある仕上がりでした。それがずっと気になっていて、インプラント治療が話題になり始めてから歯医者さんにかかったこともあります。でも、どのお医者さまも「この歯にはインプラントはできません」と言うばかり。そんなときに息子が紹介してくれたのが安岡先生でした。「インフォームドコンセントをすごくしっかりしてくれるし、信頼できるところだよ」と言われて受診してみると、なるほどその言葉どおり、丁寧に診てくださるだけでなく、時間をかけてじっくりと治療計画を伝えてくださいました。「インプラントができないんじゃなくて、できる方法を考えましょう」という言葉は、今でもよく覚えています。先生の話を聞いていると「患者さまに喜んでもらえる治療をしたい」という思いがすごく伝わってくるんです。それで、治療を決意しました。

もうかれこれ11年通っていますが、今までにないほど調子がよく、口腔内のトラブルに悩んだことは一度もありません。笑ったときに見える歯並びはすごく自然だし、なにより、自分の歯でお肉やお漬物をおいしく食べられている今が本当に幸せで、まさに「生活革命」が起きたように感じます。気持ちが前を向くと、とても楽しく生きられるんだなあということをしみじみ感じますね。

口は、身体の中で一番に食べものを取り入れ、そこから身体全体に栄養を届けてくれる大切な部分。ここをきれいに保つかどうかで健康にも影響が出るのだと思えるようになったのも、安岡先生の治療に出会えたからだと思います。

おわりに

近年、医療環境は「治療」から「予防」へと大きく変わろうとしています。

病気を治すことではなく、かからないようにするための方法に力を入れる。多くの医療業界がそこに向かって舵を切り始めているのです。

ところが、歯科業界はなかなか変化できずにいます。

日々研究が進み、たくさんの最新の器具が開発されているにもかかわらず、患者さまがおかれている環境は約50年前からほぼ変わっていません。いまだに「歯がなくなったら入れ歯を付ければ解決する」「痛みを感じないから虫歯ではない」などと思っている人は、たくさんいます。そう思わせてしまっているのは、ほかでもない我々歯科医師の責任です。

このままでは、日本の歯科業界はずっと世界から後れを取ったままなのではないか――。

そんな危機感を抱き、今回こうして本を制作するに至りました。

私の思いはただ一つ。

もっと歯科医院を身近な場所に感じてもらい、治療を通して一人ひとりが自分の人生を輝かせる未来を手に入れることです。

しかし、男女に相性があるように、病院と患者さまにも相性はあります。矯正治療やインプラントに特化したところもあれば、保険診療のみ受け付けているところもある。みんな、自分の「信念」をもち、理想の医療を目指した治療を描いているのです。

「そんなこといわれても、どうやってかかりつけを選んだらいいのか分からない」

そんな声が聞こえてきそうです。そのとおり、「選ぶ基準」が自分のなかにないと、なかなか相性の良い歯科医院には出会えません。では、その「選ぶ基準」はどうやったら手に入るのか。

答えは「デンタルＩＱ」を高めることにあります。

歯や口の中に関する知識が増えたら、自然と自分の歯ともしっかり向き合うようになります。そして、目指すべき未来に向かってどんな治療をしていくべきか、そのためにはどんな医師をかかりつけにするべきかも分かるようになるのです。

想像してみてください。

国民一人ひとりのデンタルＩＱが向上した未来は、いくつになっても健康で人生を謳歌している人たちの笑顔で溢れていることでしょう。そんな未来には、口腔内の環境を整えることで全疾患の予防を実現した元気はつらつな高齢者がたくさんいるはずです。歯周病が原因の一つに考えられる新生児の低体重症も解消され、高齢者のアルツハイマーまで減らすことができるかもしれない――そう、デンタルＩＱを上げることはすべての健康に寄与できるということなのです。もしかしたら近い未来は人間ドックや定期検診に「歯科」の項目が追加になり、その数値から個々人のデンタルＩＱレベルが測れるようになっているかもしれません。

そんな環境のなかで育った子どもたちは、また次の世代に歯の大切さを語り継いでくれるはずです。

これは、決して「夢物語」ではなく、実現できる未来です。

そのために、私はこれからも常に世界トップレベルの知識や技術を学び、歯の大切さを伝え続けます。

願わくは、一人でも多くの方が「人生を好転させる歯科治療」に出会えますように。

最後になりましたが、数ある歯科医院のなかから私を選び、いつも最高の笑顔を見せてくださる患者の皆さまに、そして、いつも一緒に歯科を通して縁ある人々を幸せにし続けてくれるスタッフ、支えてくれる友人、家族に、心より感謝を申し上げます。

デンタルIQテスト

No.	設問	○	×
1	虫歯の治療をした場所は二度と虫歯にならない		
2	虫歯ができると必ず歯が痛くなる		
3	外れた詰め物はもう一度取り付けることができる		
4	インプラントは年を取るとできない		
5	歯の治療に通うのが面倒だから、抜いて総入れ歯にしても機能的に問題はない		
6	歯が抜けたままでも不自由しなければ問題ない		
7	口腔内のケアは歯ブラシだけでOK		
8	口臭ケアはミント系のタブレットでOK		
9	マウスウォッシュをしていれば歯磨きを忘れてもOK		
10	歯周病は歯茎の病気なので歯磨きで防げる		

		○	×
11	歯磨きは食後すぐのほうがいい		
12	歯周病になったらもう諦めるしかない		
13	大人になると歯が動かないので矯正は無理		
14	八重歯はかわいいから治療しなくてもOK		
15	小児矯正は歯並びのみを正す治療だ		
16	矯正治療は目立たない方法もある		
17	歯磨き粉は必ずしもつけて磨く必要はない		
18	身体の不調は歯に関係している		
19	歯は再生可能なものだ		
20	虫歯になったら銀歯にするしかない		

No.	設問	○	×
21	唾液の分泌は虫歯や歯周病に関わる		
22	痛くない歯科治療方法は存在する		
23	妊婦は歯周病になりやすい		
24	歯肉溝が深さ5㎜は歯周病		
25	機能性の回復こそが 歯科矯正のポイントである		
26	顎の発達と歯並びは関係している		
27	最近の小児矯正には「予防」の観点が 取り入れられている		
28	インプラントは虫歯にならない		
29	虫歯には進行段階が全部で6つある		
30	アルツハイマーと歯周病は関係がある		

正解と解説ページ

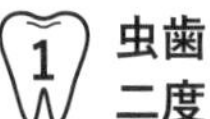

虫歯の治療をした場所は二度と虫歯にならない

歯と詰め物、被せ物の境目には段差や溝ができやすくなり、汚れが溜まりやすいため、そこから再び虫歯になることがあります。

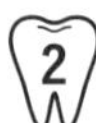

虫歯ができると必ず歯が痛くなる

初期の虫歯は痛みがなく、気がつきにくいという特徴があります。また、神経が死んでいる歯は虫歯になっても痛みを感じにくくなっているので要注意です。

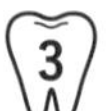

外れた詰め物はもう一度取り付けることができる

取れてしまった詰め物をご自身で再びはめようとすると、浮いた状態になったり、再び取れてしまったり、歯を傷つけてしまう危険性があるため、必ず歯科医院を受診しましょう。

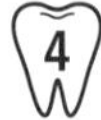

インプラントは年を取るとできない

顎骨の成長が終わっている約 20 歳以降であれば、治療時間は長くなりますが、高齢でもインプラント治療を行うことは可能です。

歯の治療に通うのが面倒だから、抜いて総入れ歯にしても機能的に問題はない

歯を失うことは身体の一部を切断することと同義です。食事や発音など、さまざまな場面で歯は大切な役割をもっているため、できるだけ長く歯を残す努力が必要です。

歯が抜けたままでも不自由しなければ問題ない

歯が抜けると顎位がズレて噛み合わせが悪くなる可能性があります。噛み合わせが悪くなると日常生活や健康に悪影響を及ぼすため、必ず歯科医に相談しましょう。

口腔内のケアは歯ブラシだけでOK

歯には歯ブラシだけでは除去できない汚れが溜まっていきます。デンタルフロスを使ったりするだけでなく、定期的に歯科医院でメンテナンスを受けることが大切です。

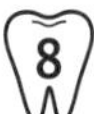

8 口臭ケアはミント系のタブレットでOK

タブレットは一時的に息が爽やかになるだけで、根本的な口臭ケアにはなりません。口臭のもととなっているお口のトラブルを解決することが重要です。

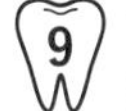

9 マウスウォッシュをしていれば歯磨きを忘れてもOK

マウスウォッシュはあくまで補助的な働きしかなく、虫歯や歯周病のもととなるプラークはマウスウォッシュだけでは除去できません。

10 歯周病は歯茎の病気なので歯磨きで防げる

歯周病予防に歯磨きは必須ですが、毎日歯磨きをしていても歯周病になることは多々あります。規則正しい生活と定期的なメンテナンスで歯周病を防ぎましょう。

11 歯磨きは食後すぐのほうがいい

歯磨きのタイミングには個人差があります。唾液検査で自分の口の中の現在地を知り、最適な歯磨きのタイミングを見つけましょう。

12 歯周病になったらもう諦めるしかない

歯周病は完治しないといわれていますが、治療によって進行を食い止めることはできます。進行すると恐ろしい病気のため、できるだけ早く歯科医院で治療を始めましょう。

13 大人になると歯が動かないので矯正は無理

大人になっても矯正をすることはできます。さまざまな種類の矯正治療があるため、ご自身の目的に合った矯正治療を選びましょう。

14 八重歯はかわいいから治療しなくてもOK

八重歯は噛み合わせが悪くなったり、ものが詰まって虫歯になったりする可能性が高いです。まずは歯科医に相談し、適切な治療を受けましょう。

15 小児矯正は歯並びのみを正す治療だ

小児矯正は歯並びを正すだけでなく、顎の発達を助けるための治療でもあります。予防歯科と考えは同じで、小児矯正により将来起こり得るさまざまなリスクを予防できます。

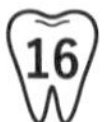

矯正治療は目立たない方法もある

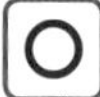

透明なマウスピースをはめるインビザラインや、歯の裏側にワイヤーをつける裏側矯正など、目立たない矯正方法もあるため、自分に合った矯正方法を選ぶことができます。

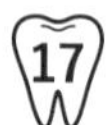

歯磨き粉は必ずしもつけて磨く必要はない

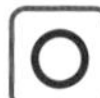

歯磨きで最も重要なのは歯の汚れを取り除くことです。逆に言えば歯磨き粉だけで汚れを除去することはできないため、まずは正しい歯磨きの方法を知ることが大切です。

身体の不調は歯に関係している

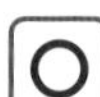

虫歯や歯周病、噛み合わせ不良などの歯のトラブルを放っておくと、全身疾患につながる恐れがあります。少しでも歯に異常を感じた際は歯科医院を受診しましょう。

19 歯は再生可能なものだ

歯は髪や爪と違い、一度削れたり抜けたりすると再生することはありません。腕や足と同じくらい重要であると考え、日頃からケアに努めることが大切です。

20 虫歯になったら銀歯にするしかない

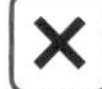

銀歯は金属アレルギーを発症する危険性があり、虫歯になる可能性も秘めています。汚れがつきにくいセラミックを選ぶなど、将来のリスクを考えた選択をしましょう。

21 唾液の分泌は虫歯や歯周病に関わる

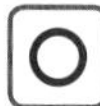

唾液は口腔内において需要な役割をいくつも担っています。唾液検査をすることによって、現在の虫歯や歯周病の状態が分かります。

22 痛くない歯科治療方法は存在する

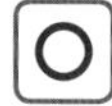

麻酔によって痛みを感じない歯科治療が可能です。麻酔針を刺す前にも歯茎に麻酔を塗ることで、注射の痛みすら感じずに治療を行うこともできます。

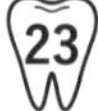

妊婦は歯周病になりやすい

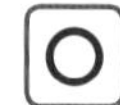

妊婦はホルモン分泌により、通常時よりも歯周病にかかりやすくなります。また、つわりによって食生活が乱れたり歯磨きを怠ったりということがあるため、より注意が必要です。

24 歯肉溝が深さ５㎜は歯周病

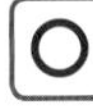

健康な場合の歯肉溝は３㎜程度とされています。深さ５㎜の歯周ポケットは細菌にとって非常に活動しやすい状況ですので、早期治療に努めることが大切です。

25 機能性の回復こそが歯科矯正のポイントである

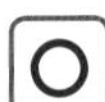

歯科矯正はただ見た目を美しくする治療ではありません。歯並びや噛み合わせなど、機能性を回復することで、健康と美を両方手にいれることができるのです。

26 顎の発達と歯並びは関係している

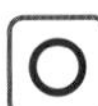

歯並びを治すことは顎の発達をサポートすることにつながります。逆に歯並びが悪いと顎の発達が未熟になってしまう危険性があるため、予防の意味でも小児矯正は重要です。

27 最近の小児矯正には「予防」の観点が取り入れられている

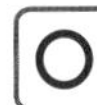

小児矯正をすることで顎の発達をサポートし、将来起こり得るリスクを予防することができます。小児矯正は一時的な治療だけでなく、予防歯科の役割も担っているのです。

28 インプラントは虫歯にならない

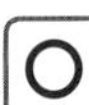

インプラント自体が虫歯になることはありませんが、磨き残しなどによりインプラントの周りの骨や歯茎が炎症を起こすことがあるため、注意が必要です。

29 虫歯には進行段階が全部で６つある

虫歯の進行段階は全部で４つです。初期の虫歯は、歯磨きの指導で食い止めることができますが、進行が進むと歯科クリニックでの治療が必須となり、早期治療が大切です。

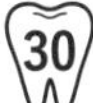

30 アルツハイマーと歯周病は関係がある

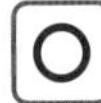

歯周病になると、原因菌がアルツハイマーの特徴である「脳内老人斑」の主成分が脳内に取り込まれることが分かっており、歯周病予防はアルツハイマー予防にもなるのです。

あなたの点数

／30

★ 30 問中 30 問正解 …… あなたのデンタル IQ は 200! これからも正しい知識を身につけて、自分の歯を大切にしていきましょう。

★ 30 問中 10 ～ 29 問正解 …… 惜しい！　あなたのデンタル IQ は 90 です。間違えてしまったところをおさらいしてまた挑戦してください。

★ 30 問中 0 ～ 9 問正解 …… あなたのデンタル IQ はほぼ 0 に等しいでしょう。もう一度最初からこの本を読むことをおすすめします。

さまざまな虫歯治療

【抜髄】

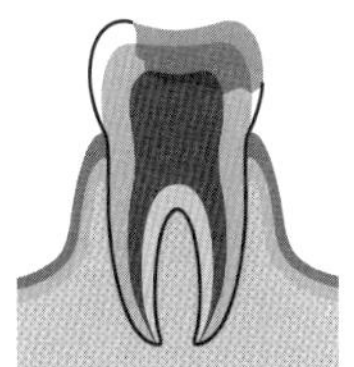

歯の神経を取る処置です。
虫歯が大きくなっていき、歯の中の神経まで及んだ状態（C3）は、神経は生きていますが細菌が歯髄（神経）まで及んでいます。専用の器具を使い神経組織をすべて取り除き、防腐剤を入れるまでの処置で、回数は１～４回（目安）です。

【インレー修復（In）】

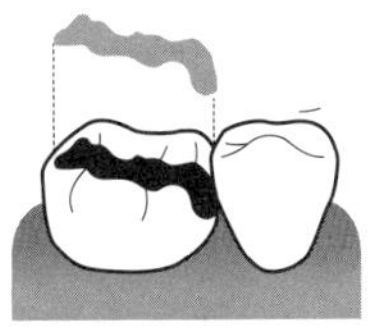

神経の1/3以上が虫歯、もしくは虫歯が隣在歯のコンタクトまで及ぶ場合の治療法で、詰め物の長持ちのために少し予防形態として健全な歯も削ります。技工士さんに作ってもらい、型取りをして、セットするまで２回の来院が必要です。

【コンポジットレジン充填（CR）】

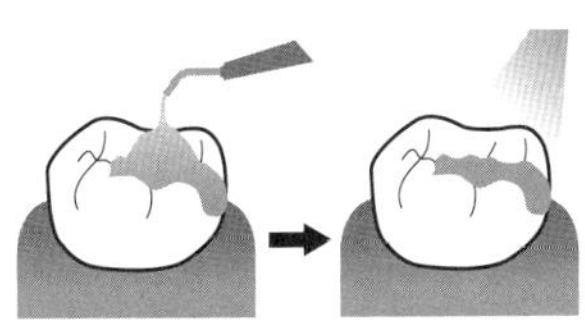

歯冠の1/3を越えない窩洞で選択的に虫歯を取り除き、歯科用レジンを充填したもので、１回の来院で終わります。

【感染根管処置①】

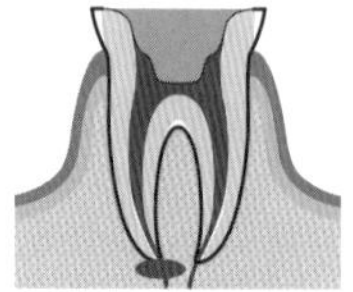

以前に抜髄処置が行われており、神経組織の取り残し及び、根の先のヒビなどが原因で根の先に膿を持ってしまい、それを除去する治療です。
根の先の炎症、膿を取り除き、神経組織の替わりに防腐剤を入れます。回数は膿が消えるまでで、状況によっては半年かかることもあります。

【感染根管処置②】

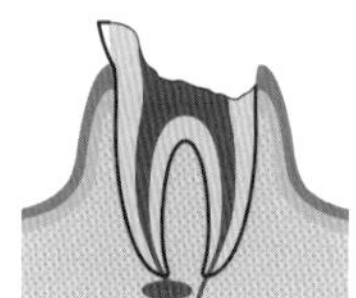

抜髄をしなくてはいけないほど大きな虫歯があったのにもかかわらず放置し、痛みが消えた状態です。根の先に膿が溜まると痛みを感じやすいのですが、大きな穴が空いているため痛みを感じにくくなってしまいます。ずっと放置している人が多く、治りにくいです。

【支台築造(コア)】

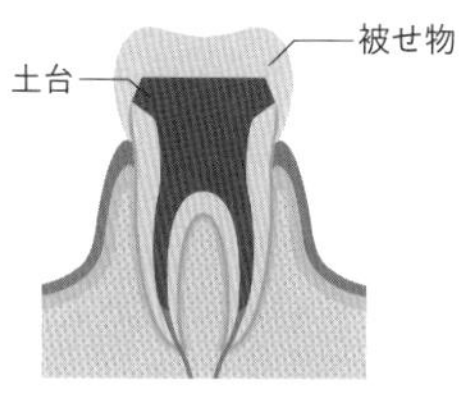

抜髄や感染根管処置を行った歯は中が空洞になっています。欠損した部分を折れにくくするため、レジンや金属などで補填します。その後、被せ物をして一つの歯の治療は終わります。

安岡 大志（やすおか ひろし）

1976年生まれ。高知県室戸市出身。歯科医師。歯学博士。

大阪歯科大学卒業後、審美歯科の大家である山崎長郎先生に師事し、いくつかの歯科医院で働いたのち、2007年安岡デンタルオフィスを大阪の江坂に開業。医療法人翼翔会を2010年に設立し、理事長に就任。大学卒業後も歯科の知識取得、技術研鑽に励み、ICOI（国際口腔インプラント学会）、AAID（アメリカ口腔インプラント学会）といった海外の歯科学会に積極的に参加している。また、世界的な名医である歯周再生療法のコルテリーニ先生（イタリア）や骨移植のウルバン先生（ハンガリー）、審美インプラントのイナーキ先生（スペイン）、サイナスリフト上顎洞底挙上術のウオレス先生（アメリカ）、切開縫合のオ先生（韓国）、結合組織移植術のポール先生（アメリカ）、ザデ先生（アメリカ）、咬合のピーター・ドーソン先生（アメリカ）など（ほか多数）に直接現地まで学びに行き、日本国内にとどまらないグローバルスタンダードの歯科治療を学び実践し続けている。

現在はフルマウスリコンストラクション（噛み合わせから歯周病、審美にいたるまで幅広く網羅し、構造的にも生物学的にも長期安定することを目的とする治療）を診断基準として、単に痛みを取る（木を見て森を見ずのような）歯科治療ではなく、口腔内を一つの器官としてとらえ、問題を根本的に解決するための治療を追求し続けている。歯一本一本の形状、色、人間の自然な噛み合わせなど、あらゆる面から最適な歯科治療を考案し、超精密な技術によって再形成される美し過ぎる歯が口コミで話題となり、高級クラブのママやプロ野球選手、プロサッカー選手、プロボクサー、プロ格闘家などの著名人、大手上場企業の重役などを顧客にもつ。ボディメイクを愛し、ナルシスト歯科医と呼ばれており、歯科医の技術と国民の幸福度の向上と「歯科で人々を幸せに」を使命として、ストイックに活動している。

ICOI指導医・理事、日本臨床歯科医学会大阪支部（大阪SJCD）所属、公益社団法人日本口腔インプラント学会、特定非営利活動法人臨床器材研究所、AAID認定医（Associate Fellow）、iACD（International Academy of Contemporary Dentistry）指導医、ニューヨーク大学CEコースオペディレクター、日本歯科医師会会員、日本デジタル歯科学会会員、日本臨床歯周病学会会員、OJ（Osseointegration Study Club of Japan）正会員、ENの会、5-D Japan会員、JAID理事ほか、さまざまな団体に所属。

人生を好転させる
歯科治療

2021年5月9日　第1刷発行

著　者　　安岡大志
発行人　　久保田貴幸

発行元　　株式会社 幻冬舎メディアコンサルティング
〒151-0051　東京都渋谷区千駄ヶ谷4-9-7
電話　03-5411-6440（編集）

発売元　　株式会社 幻冬舎
〒151-0051　東京都渋谷区千駄ヶ谷4-9-7
電話　03-5411-6222（営業）

印刷・製本　瞬報社写真印刷株式会社
装　丁　　内藤琴絵

検印廃止

Printed in Japan
ISBN 978-4-344-92523-6 C0047
幻冬舎メディアコンサルティングＨＰ
http://www.gentosha-mc.com/